杏林医路名老中医

学术思想

与

临床心悟

主　审　梁茂新

主　编　李国信　马跃海　梁丽喆

副主编　刘丽辉　杨　哲　陆　飞　陈　陆

北方联合出版传媒（集团）股份有限公司

辽宁科学技术出版社

图书在版编目（CIP）数据

杏林医路：名老中医学术思想与临床感悟 / 李国信，
马跃海, 梁丽喆主编. -- 沈阳 : 辽宁科学技术出版社, 2025.
1. -- ISBN 978-7-5591-4032-6

Ⅰ. R-092; R249.7

中国国家版本馆CIP数据核字第2025H7M685号

出版发行：辽宁科学技术出版社
　　　　　（地址：沈阳市和平区十一纬路 25 号　邮编：110003）
印　刷　者：辽宁鼎籍数码科技有限公司
幅面尺寸：185mm×260mm
印　　张：9
字　　数：200 千字
出版时间：2025 年 1 月第 1 版
印刷时间：2025 年 1 月第 1 次印刷
责任编辑：卢山秀　张诗丁
封面设计：刘　彬
版式设计：颖溢图文
责任校对：刘　庶

书　　号：ISBN 978-7-5591-4032-6
定　　价：80.00元

编委会

序 一

中医药源远流长、学说纷呈、流派林立，它凝聚着中国人民的卓绝智慧，为中华民族繁衍生息做出了重要贡献，亦对世界医学事业发展产生了积极影响。继承和发扬了名老中医学术思想和临证经验，是当今中医药传承创新发展的主要方向。辽宁是中医药大省，中医药底蕴深厚、人才济济、群贤辈出，李国信教授便是其中最杰出的代表之一。

辽宁省名中医李国信教授是辽宁省中医药研究院、辽宁中医药大学附属第二医院首席专家、院长顾问，兼任辽宁省中医药学会秘书长，为辽宁省中医药事业的建设发展和中医药学术的繁荣进步做出了突出贡献。李国信教授以济世弘道为毕生追求，早年师从于辽宁省名中医吕延伟教授，求学时谨遵师承教诲，初晓医者之仁，精修医理之法，立下宏伟志向。后拜于国医大师周学文教授门下，研习经典，精进医术，深得周老真传。又先后师随刘保延教授、杨吉相教授，挟诸家之所长，并以之融会于中医学辨证论治这一理论体系之中，宜其在临床工作中桴鼓取效、深获好评。

悬壶济世近四十载，李国信教授始终恪守"大医精诚"古训，厚植为民情怀、精诚扶伤济世，不仅在中医治疗脾胃病、男科病、内外科疑难杂症方面矢志不渝、精进不倦，且在中医药科研和学术发展方面取得了卓越成就。除坚持临床和科研外，深知"司命之难也在识证，识证之难也在辨证"，在辨证论治方法学和疑难病证论治规律的研究上亦做了大量工作，特别是在继承恩师周学文教授"以痈论治脾胃疾病"学术思想基础上，创新性提出"五脏类痈"概念，深入阐释其辨证论治疾病的学术思想，进一步拓展和丰富了相关疾病的临床治疗手段，对中医经典理论的继承发扬贡献了自己的智慧。

李国信教授心怀致力于我国中医药事业的赤子之心，为人真诚正直，奉行仁德为

1

医，对待患者热情和蔼，禀赋灵明、笃信好学，在传承中医技法、遵循师承之道、惠济苍生之心、弘扬中医文化等方面砥志研思、勤勉不懈。学术上，思想深邃而有远见，对后学颇多启迪和引领。今欣闻其众弟子在跟师学习期间，将李国信教授的临证经验和学术思想整理付梓，汇此佳著，以裨益同道，嘉惠后学，术绍岐黄，此乃一大幸事。该著对李国信教授的学术思想、临证经验等进行了系统总结，内容涉及经典理论探讨、处方用药体会、临证点滴心悟等各方面，皆为行医心得之言。相信该著能够为广大中医药工作者以及有志于继承发扬中医药的各界同仁提供有益借鉴，遂欣然书之以为序。

序 二

中医的生命力在于传承，传承的载体在于经验的总结，纵观数千年的中医发展史，百家争鸣，百花齐放，历代医家的临床经验传承共同构建、持续完善着中医学理论体系。我和李国信共事于辽宁中医药大学附属第二医院，怀着对中医学的挚爱，我们在求索的道路上彼此为伴，共勉前行。

他勤奋好学，善于总结，尤其尊师重道，曾先后师承辽宁省名中医吕延伟教授、国医大师周学文教授、中国中医科学院刘保延教授及辽宁省名中医杨吉相教授。通过梳理中医从古至今外科疾病诊疗体系，结合周学文教授"以痈论治消化性溃疡"学术思想，提出"以痈论治"相关内、外科疾病的学术观点，取各师之长形成自己的诊疗特点。以人体的五脏（肝、心、脾、肺、肾）为框架，结合五体、五华等生理联系，按照疾病所属的五脏体系划分，提出"五脏类痈"的病理性诊疗概念。对于类痈疾病的治疗，按照痈的分期及治疗常遵"消、托、补"三法为原则，把握此类疾病热、瘀、痰、虚各个阶段的特点，细化消托补法。初期"痰瘀火毒凝结"，治以"消"为先导；中期"正邪交争、虚实夹杂"，治以"托"为转折；后期"久病耗伤、气血两虚"，治以"补"为根基，分期论治临床诸多常见病、多发病。

他深耕科研，勇于探索，尤善西为中用，新时代的中医药发展离不开临床研究，这是机遇也是挑战。他认为要先继承中国历代中医疗效评价的内核，再从多学科交叉角度，对中医疗效评价的概念、理论、方法、指标、体系等开展多维度的研究，才能构建现代中医临床评价体系。带领团队以临床需求为导向，应用现代医学技术，研发中药新药——射干止咳胶囊，以此不断探索构建新的中医药评价体系的方法，为中医药的现代化贡献力量。

我曾说李国信是中医界的勇敢者，学习中医要有敢为天下先的精神，中医学源远流长，需要我们传承，但是传承不等同于墨守成规。吾生有涯，而知无涯，传承需要思考、创新，这样的中医才有经久不息的生命力。希望此书能带给新时代的中医新势力更多的启示，一浪更比一浪高。

目　录

3

第一章　名医之路

第一节　承岐黄薪火

泱泱华夏，历史浮沉，精华国粹，中医谓之。名医之路，从来非凡。1982年，怀着对祖国医学的那份热爱，笔者成为原辽宁中医学院（现辽宁中医药大学）中医专业的一名学生。五年光影，熟读经典，沉迷药性歌诀，一发不可收拾，常常品读古今之医案，找寻岐黄之术玄妙精微。兴趣是最好的老师，毕业后，笔者就职于原辽宁中医学院附属医院，2001年师承辽宁省名中医吕延伟教授，不矜不伐，随吕老知晓医者之仁，更立医者之志，精修医理之法，研习中医临床之精妙，精研医案，温故知新，始初窥中医门径，取得医学硕士学位，并立下"不为良相，便为良医"的志向。后幸得国医大师周学文教授所识，研习经典，精进医术。笔者被周老中医造诣和临证诊疗经验所折服，每日反复研寻，时遇疑惑，问于周老，获益颇丰。笔者参悟周老"以痈论治"脾胃病治法，受益良多，获医学博士学位。传承周老之医法，展于临床，医术略有小成。2008年，笔者进入中国中医科学院博士后流动站，师承刘保延教授，寻临床科研契合之法门，深谙临床药理学研究之精妙，于2014年顺利出站。行医期间，曾随杨吉相教授研习中医男科学之奥秘，杨老言男科疾病，多伴情志不调，需安神定志，究其病根，调畅情志，标本兼治，病难反复。

笔者承吕、周、刘、杨4位名医之所长，深研医术，精修其法，受益匪浅。坚持中医原创性理论思维，取各师之长形成自己的诊疗特点。然深知医道之事"至精至微"，习医者须"博极医源，精勤不倦"，虽耳顺之年，仍常与全国名中医白长川教授、辽宁中医大师郭振武教授、辽宁省名中医董波教授等名医大家切磋技艺，苦学不辍。

第二节　行名医之路

悬壶济世，医道无涯。笔者1987年毕业后便躬耕杏林，化岐黄学说为治病救人之术。初入临床，如蹒跚学步，仿先贤之法，以勤补拙，每日诊后，汇整医案，细细品读，反复研磨，思索佳法。茶余饭后，品读过往先贤之医案，此乃医者理论与临证之结晶，正如国医大师章太炎所说："中医之成绩，医案最著。欲求前人之经验心得，医案最有线索可寻。循此钻研，事半功倍。"笔者早年擅治中医外科病证，以为外科疾病，虽形诸于外，但必根诸于内。从内外兼修之法，溯本求源，研习中医内科精妙法门，外治为主，内服相辅，标本兼治。后因岗位调动，暂离临床，虽身不在临床，亦心系临床，每逢闲暇，必随师诊，理医案，研其法。经临床沉淀锤炼，再品读先辈之医案，回顾经典，研仲景之言，品仲景之法，叹仲景之方，所获良多。笔者不辞辛劳，深耕岐黄之术，终有所成，于1999年晋升副主任中医师，2005年晋升主任中医师，2015年获辽宁省名中医，先后荣获国务院政府特殊津贴专家，国家卫生健康委员会突出贡献中青年专家，第七批全国老中医药专家学术经验继承工作指导老师，"辽宁新世纪百千万工程"百人层次人才、辽宁省中医系统先进个人、辽宁省第七批优秀专家，全省卫生健康系统先进个人、"兴辽英才计划"医学名医（名中医）、沈阳市中医先进工作者等殊荣。医道一途渐入佳境，然明己身，路虽遥，积跬步，不远矣。

第三节　寻创新之门

吾生有涯，而知无涯。笔者早年从事中医外科临床，重实践，擅创新。依托重点专科建设临床诊疗方案的优化和实施，笔者"内外同治"治疗股肿病及其他周围血管病变的特色疗法获得相关协作组成员单位的高度认可，已逐步形成中医药诊治外科疾病独树一帜的防治体系。后随周老临证学习，深受恩师"以痈论治消化性溃疡"学术思想的影响，在后续临床实践运用中加以拓展延伸，以为周围血管病、男科炎性疾病、乳腺炎、冠心病、脑梗死、支气管扩张症、肺脓肿、慢性萎缩性胃炎、肿瘤等疾病均可以痈论治，结合脏腑辨证方法，提出"以痈论治"内外科疾病的学术观点。深入钻研"痈"的理论及机制研究，经前期理论总结及临床实践应用，发现"痈"与痰瘀互结有着密不可分的联系，故以痰瘀互结为切入点，开展相关研究。成立痰瘀互结关联疾病研究中心，以动脉粥样硬化为病理基础的高发血管疾病-冠心病为研究示范，参与制定中华中医药学会证候类团体标准《冠心病痰湿证临床诊断标准》《冠心病痰瘀互结证临床诊断标准》等学会团体标准2项。在此基础上，开展临床和基础研究，深入探讨冠状动脉粥样硬化性心脏病及外周血管疾病等痈证类疾病发生、发展过程中的痰结、瘀血、痰瘀互结、积热、生毒、成痈、结癥、伤脉等关键环节及其生物学机制，厘清"痈"的本质。经多年临床实践证实，"以痈论治"之法行之有效，为中医内科和中医外科疾病的诊疗提供了新思路、新方法。

笔者注重精准医学与循证医学指导下的中医药研究，参与国家"十五"科技攻关项目，后作为课题负责人，先后承担国家科技部"十一五""十二五""十三五"重大新药创制、国家自然科学基金面上项目等重大研究项目30余项。运用现代医学方法阐释中医理论，让中医药焕发新的光彩。以射干和经典名方研究为示范，深入践行从临床需求到实验室验证，再到临床应用的转化医学模式，探索新的中医药疗效评价的创新模式。将中药分析化学、中药药效学、数理统计学、计算机技术四者相结合，确定射干药材与抑菌、抗炎、止咳作用相关的有效成分，发现射干抗炎、抑菌物质基础的有效成分可以降低其止咳的物质基础起效剂量10倍，延长作用时间2~3h，并以此佐证了中药发挥疗效是多途径、多靶点、多环节的综合作用。通过八味健骨片Ⅳ期临床试验，发现正常人体对八味健骨片的耐受较好，运用药代动力学试验研究，证明口服八味健骨片临床治疗量是安全的，并建立了八味健骨片临床药物动力学研究方法。作为主要研究者，笔者参研的九期一®（甘露特钠，代号：GV-971，治疗阿尔茨海默病）于2019年11月2日获得国家药品监督管理局批准上市，填补了这一领域17年无新药上市的空白。笔者先后荣获第一批辽宁省学术头雁、沈阳市高层次人才（领军人才）、沈阳市优秀科技工作者、沈阳市皇姑区突出贡献人才、沈阳市五一劳动奖章获得者等荣誉。荣获辽宁省科技进步奖8项，市科技进步奖1项；中华中医药学会科学技术进步奖二等奖1项，中国中西医结合学会科学技术奖二等奖1项，获专利7项。发表论文280余篇，出版专著10部。

第四节 领桃李芬芳

"古之学者必有师。师者，所以传道授业解惑也。"笔者一直致力于中医药人才的培养，至今已培养博士后、博士研究生、硕士研究生近百名。现今中医药的人才培养模式已不拘泥于传统的师带徒方式，通过高校的中医教育制度，可为临床提供大量人才，但是对于高层次人才，仍需要进行有针对性的培养。研究生作为高层次人才的后备军，从复试命题、招录过程，到选题、开题、实施，以及最后论文整改、答辩，笔者从始至终，亲力亲为。对于每一个录取的研究生，笔者均嘱其精读《大医精诚》，此乃先贤药王孙思邈对临床之悟，阅之可明悟己身，书中之言诸如"凡大医治病，必当安神定志，无欲无求，先发大慈恻隐之心，誓愿普救含灵之苦"此类，皆是吾辈之志。笔者自踏上医途以来，深知医道一途，非一人所能及，不可妄自菲薄，须知人外有人，谦逊学习，方能更进一步。常告诫学生，经典乃中医传承所在，非普通文字记录，需提升自身悟性，体会其中深意，如若不能深入，亦需将其熟诵。学生随笔者临证时，余亦仿恩师周老之法，尽己所能，为其传道授业解惑，考校其经典学识。临证后常为学生讲授疾病的感悟与思考，遣方用药的思路，须知用药如用兵，差之毫厘谬以千里，叮嘱学生牢记中药用量，尤其毒性药物的临证用法，如附子、乌头等药物。医者仁心，其德亦重，笔者深知"医德"二字之重，言传身教，使得学生们在与患者交流中有所收获，以身作则，为学生们树立了一个大医精诚的名师榜样。临证用药时不仅要考虑到疾病本身，也要考虑患者的经济情况，对于部分价格昂贵的中药，可用功效相似的药物替换或灵活运用中药七情以增效。中医药是古代先贤留给后世的文化瑰宝，我辈要继承并发扬其精华，结合现代医学条件，更好地发扬中医的优势。自笔者教书育人以来，为培养中医药高级人才鞠躬尽瘁，呕心沥血，终有所成，门下弟子多已成为各自业内骨干，为弘扬中医药文化，传承中医药事业做出了卓越贡献。

第五节　谱杏林新篇

初心不老年俱老，奋斗永似少年时。笔者以突出的个人能力和独特的人格魅力，从行业佼佼者中脱颖而出，在团队中发挥自己出色的领导能力，引导团队成员厘清思路，明确任务分工，确保团队顺利前行。2003年，笔者任辽宁中医药大学附属医院药物临床试验质量管理规范办公室（GCP）主任，带领团队推行了GCP，保证临床试验的全过程规范进行，提升了医院的科研水平和管理水平。2006—2022年，先后升任辽宁中医药大学附属第二医院副院长、院长及党委书记，担任领导职务后，将满腔热忱投入医院发展的宏图大业中，在省内率先实施党委领导下的院长负责制，充分发挥把方向、管大局、做决策、促改革、保落实的领导作用，开起了现代医院发展建设管理的新机制和新模式。笔者也善于选贤任能，人尽其才，充分发挥每个人的专业技能和工作专长。同时，完善了规范和流程，在保证医院正常运转的同时，提高了医院的服务运行效率和工作质量。关心每个团队成员的工作和生活，经常组织集体活动和培训学习，不断提升医院的业务水平，增强医院团队的凝聚力和自信心。在笔者的带领下，历经10余年的励精图治，辽宁中医药大学附属第二医院实现了跨越式发展，2020年医院仲景楼建成投入使用后，医院建筑面积达到10万m²，医院环境得到了质的提升，为广大患者和医院职工打造了一个集多功能、现代化、信息化、人文化于一体的具有浓郁中医药文化氛围的温馨、优质的诊疗环境，医疗服务能力和工作效率得到极大的提高。同时，医院编制床位达到1000张，相继引进肛肠、疼痛、妇产、临床营养等专业高层次人才，先后成立了介入科、妇产科、疼痛科、临床营养科、小儿推拿科、泌尿男科、干诊科、ICU、CCU、NICU等新科室，医院科系更加健全。此外，不断加强专科建设，医院形成了具有20个一级临床科室、9个医技科室、2个国家中医药管理局区域诊疗中心、3个辽宁省卫生健康委批准成立的治疗中心的医疗框架。配有256层螺旋CT、GE光纤3.0T磁共振机等现代化医疗设备，能为患者提供全面的临床诊疗服务。开展了经皮冠状动脉造影术及介入治疗、缺血性脑血管病介入治疗、脊柱内镜、腹腔镜、DSA引导下经脾动脉栓塞介入治疗、DSA引导下鼻空肠营养放置术、膝关节单髁置换术、心力衰竭超滤治疗等新技术，极大地提升了医院的急危重症抢救能力。

笔者高度重视人才队伍建设，相继推出开展"岐黄之星人才""伯乐工程"等人才培养工程，建立全国名老中医传承工作室，开展"国家名中医白长川跟师学习培养项目"，培养一批以"国家优秀中医药临床人才、国家卫生计生突出贡献中青年专家、辽宁中医大师、辽宁省名中医、第一批辽宁省学术头雁、辽宁好医生、沈阳市名中医"等为代表的高端人才队伍，为医院的发展提供了人才支撑和创新驱动力。

在笔者的带领下，医院的社会影响力不断提升，以中泰"一带一路"合作专项、适宜技术推广、对口援疆等为代表的中医药文化推广项目持续落地。笔者积极践行国家"一带一路"战略，深化与泰国庄甲盛皇家大学的合作，持续开展中医远程医疗、教学和文化传播。自2018年首次获批国家中医药管理局"中国—泰国中医药中心（庄甲盛皇家大学）"和辽宁省中医药管理局"中国·辽宁—泰国中医药合作基地"后，连续4年获国家资金的滚动支持，共获经费350万元。笔者积极推动辽宁省基层中医药适宜技术推广工作，2018年，辽宁省基层中医药适宜技术推广工作刊登在《中国中医药报》头版头条，国家中医药管理局领导作出重要批示，责成医政司来辽宁省调研，给予此项工作高度评价。2018年12月23—24日，国家中医药管理局扶贫办举办2018年中医药系统健康扶贫培训班，张立军副局长代表辽宁省中医药管理局将基层中医药适宜技术推广作为中医药健康扶贫经验在会上进行交流，获得认可。笔者积极落实对口援疆政策，2021年、2022年先后两次带队前往新疆开展对口援疆工作，带队在塔城地区和兵团第八师、第九师开展"中医药文化润疆·新疆行"系列活动，深入开展中医药适宜技术培训推广和中医药文化传播，让中医药文化走进新疆，造福新疆人民。

在笔者的默默耕耘和引领下，医院逐步发展成为一所集医疗、科研、教学、康复、保健于一体的国家三级甲等中医医院，实现了一院两区、两个院外门诊的发展规模，建立了一支由国家级名中医、省级名中医、享受国务院特殊津贴专家、全国优秀中医临床人才等组成的专业人才团队，带领医院走出了一条具有中医特色的发展之路。

第六节　赋能中医科普

中共中央办公厅、国务院办公厅印发的《关于新时代进一步加强科学技术普及工作的意见》，提出要坚持把科学普及放在与科技创新同等重要的位置，构建新时代科普生态，服务人的全面发展、服务创新发展、服务国家治理体系和治理能力现代化、服务推动构建人类命运共同体。《"健康中国2030"规划纲要》中提到要充分发挥中医药独特优势，提高中医药服务能力，发展中医养生保健治未病服务，推进中医药继承创新。习近平总书记强调，科技创新、科学普及是实现创新发展的两翼，要把科学普及放在与科技创新同等重要的位置。中医药文化作为中医药事业的根基和灵魂，蕴藏着丰富的哲学思想、人文精神，是中华优秀传统文化的杰出代表。推动中医药文化科普，在全社会形成学中医、信中医、用中医的浓厚氛围，对推动中医药文化传承创新发展、增强国人文化自信、增进百姓健康福祉意义重大。

当前，中医药科普已成为当今健康科普、文化传播中的一支优势力量，正加速走进千家万户，产生了良好的文化效应、社会效应，为民众的健康保驾护航，在健康中国建设中充分发挥了中医药的文化优势、理论优势、实践优势和群众基础优势，为健康中国添彩增光。然而，由于对于中医药的理论体系和治疗方法认知不足，一些看似很火的"科普视频"错误百出，严重误导人们科学防病治病，成为谣言的重灾区。很多假专家为了"流量利益"借着科普的幌子进行虚假宣传，以"中医药"为幌子发布虚假医药广告和保健谣言的现象屡见不鲜。笔者以推动科普宣传为己任，深入思索当前科普现状，探讨权威性宣传渠道、系统性宣传策略。同时，致力讲好中医药文化故事，利用新技术，拓展传播领域，将中医药这一宝贵的文化遗产更好地传承下去。一方面，在话题选择、内容设计上接地气，用群众喜闻乐见的方式把中医药知识讲清楚、讲精准，让中医药经典不再晦涩难懂，激发文化韵味，使中医药文化入脑、入心；另一方面，既要守住传统之根，也要追求变化之道，紧跟舆论热点，普及当下热门中医养生保健知识，在时代语境中汲取精神内核，进行重构和再创作，寓教于乐，激发人们学习中医药的热情，增强大众对中医药文化的情感共鸣。

笔者共发表科普文章2000余篇，科普视频100余个，参加辽宁电视台等电视台的科普节目录制20余场，让更多人了解真正的中医药，促进中医药的传承发展。

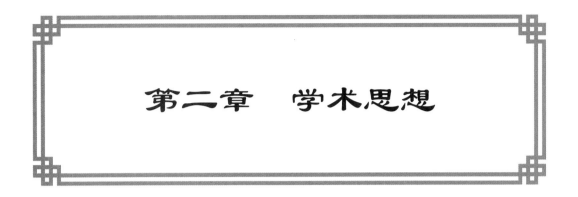

第二章 学术思想

第一节 中西结合，交融互长

一、岐黄之术，源远流长

中医作为一种源自中国的传统医学，有着悠久的历史和丰富的理论，最早见于汉代班固《汉书·艺文志》："经方者，本草石之寒温，量疾病之浅深，假药味之滋，因气感之宜，辨五苦六辛，致水火之齐，以通闭解结，反之于平。及失其宜者，以热益热，以寒增寒，精气内伤，不见于外，是所独失也。"故谚语曰"有病不治，常得中医"，此之"中医"意为"中等水平的医生"，有学者认为是"切中医理"之义。近代西医传入后，人们口中的"中医"指的是汉民族医学。中华人民共和国成立后，民族医学与"中医"由并存到逐步纳入"中医"范畴，"中医"衍生出广义的"中国传统医学"与狭义的"汉民族医学"两层含义。直至《中华人民共和国中医药法》的颁布与实施，"中医"一词正式在法律层面含有我国各民族医药统称之义。

中医学根基深固，源远流长。3000年前，我们的祖先已为自己的医学构建了三大基础，古人称之为"三世"，即《礼记·曲礼》所说的"三世医学"。一世者，从伏羲制九针到《黄帝针灸甲乙经》成书；二世者，从黄帝与岐伯对话论医谈经到成书《素女脉诀》；三世者，从神农尝百草到著成《神农本草经》。此三世之著，乃祖国医学之根基。"医不三世，不服其药"。可见古人治医甚严格，医家必修三世之书，否则不能为医工。即使为医亦不可信任，患者当不服其药。

中医诞生已经数千年之久，历经各历史时期、各种复杂情况的考验，虽屡遭破坏、诋毁和非议，甚至险些被挤出历史舞台，但都凭借自身得天独厚的技术、技能和无可辩驳的疗效事实，凭借一群群坚忍不拔、精诚悲悯的杏林赤子不屈的脊梁的支撑，顽强地延续着和传承着，并为中华民族的健康事业做出了不朽的功绩，时至今日，她仍在发挥着重要作用。

中医有自己的整体观、病理观和中药药理。中医的运气学说，能预知气候变化对人体的影响，司岁备谷，以食物汤液来调节人体以顺应自然。中医有针、灸、方、术等用于防治疾病，以及健体、养生、益寿延年的方法。这一切正是中医流芳百代、垂古至今的根基，也是中医走向世界的资本（图1）。

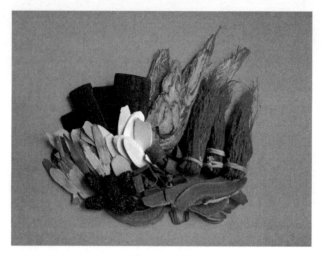

图1　岐黄之术，源远流长

二、西医东渐，医林奇变

在中国的医学发展史上，晚清的西医入华无疑是浓墨重彩的一笔。这段时期的西医在华活动，孕育了我国最早的教会医院，引起了我国学习西医知识的翻译运动，开创了我国正统的西医教育，培育了我国第一批现代医学的火种，从不同的维度实践地推动了西方医学在我国的历史进程。

西医是以还原论观点来研究人体的生理现象与病理现象的过程中所发展出来的一门以解剖生理学、组织胚胎学、生物化学与分子生物学作为基础学科的全新医学体系。在现代医疗系统中占据着重要的地位，这点不可否认。西医以解剖学、生理学、病理学等基础医学科目为基础，运用先进的医疗技术和设备，对疾病进行科学、系统的分析和治疗，强调以还原论观点来研究人体。而中医通过调节人体的内在平衡来达到预防和治疗疾病的目的，强调整体观念。因此，中医治疗疾病，特色鲜明，它更注重个体差异，根据不同的体质、环境、情绪等因素来制订个性化的诊断和治疗方案。

两者存在差异，各有优劣，西医对于急危重症、外科疾病的治疗优势显而易见，然而，西医在一些疾病的治疗手段上也存在不足之处，例如再生障碍性贫血、肾衰竭等，在我国的发病率日益增高，但现有的西医治疗存在治疗手段有限、长期疗效欠佳、不良反应多等诸多问题，而中医在对于这类"顽症"的治疗，以其个体化的治疗方案，反而取得较好疗效（图2）。

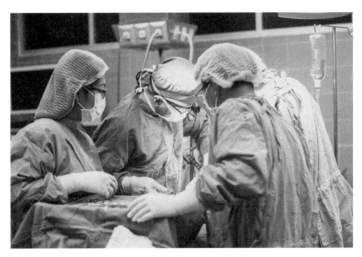

图2　西医东渐，医林奇变

三、中西融合，共同发展

西医在还原论思维的引导下发展至今，已经在微观水平上呈现出突飞猛进的态势。而生命现象最为复杂，人体从来都是一个多层次、多维度结构的统一有机整体。中医学囿于其形成初期解剖学发展的停滞、人文思想的引导、时代背景的阻隔等因素，其理论演变成为一个归纳、推理和再归纳、再推理的发展过程。在原始思维伴行中，其理论必然存在着谬误与不足。

"融合"的前提是彼此契合。虽然中西医的文化背景不同，但皆是以研究生命活动规律为目标，这一核心点便决定了两者可融合的必然性。"融合"的结果是相互成就。"中西医融合"是"中西医结合"的一部分，是对"中西医结合"内涵的发展与深化。中西医各有优劣，恰好互补短长，"融合"可造就一个疗效更好、有机统一、覆盖全生命周期的新医学，并成为中国式医学现代化的医学新形态（图3）。

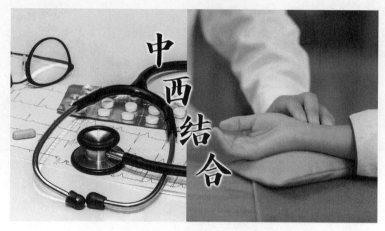

图3　中西融合，共同发展

第二节　精准辨病，多维辨证

一、中医之基，辨病辨证

笔者认为，中医里的"辨病"和"辨证"是两个不同层次的概念，它们在中医诊断和治疗中具有不同的作用和意义。"辨病"是指对疾病的名称、病因、发病机制、病理变化、临床表现等进行分析判断的过程，即对疾病进行诊断的过程。它是中医诊疗的基础和前提，也是中医学与西医学的共通点和接口。"辨证"是指根据患者的症状、体征、脉象等信息，分析疾病的发展演变、病机病理变化的本质和规律，判断疾病的性质、病情和阶段的过程。它是中医诊疗中的核心和关键，也体现了中医学的特色和优势（图4）。

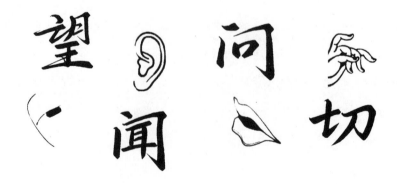

图4　中医望、闻、问、切

二、辨证之道，当重脏腑与气血

在辨证方面，笔者认为应该更加重视脏腑辨证和气血津液辨证，而不是过分依赖于八纲辨证。八纲辨证虽然可以得出最基本、最普遍的疾病特点和演变规律，但它也存在着一些缺陷和局限性。例如，八纲辨证不能准确地反映出人体内部脏腑功能的失调和损伤，也不能细致地区分出气血津液的盈亏和运行的异常，更不能体现出疾病的个体差异和阶段性。因此，八纲辨证只能作为辨证的一个基本步骤，而不是辨证的全部内容。脏腑辨证、气血津液辨证则可以更加深入地分析疾病的病机和病理，更加精确地指导治疗的原则和方法，更加灵活地调整治疗的方药和手段，更加有效地提高治疗的效果和质量（图5）。

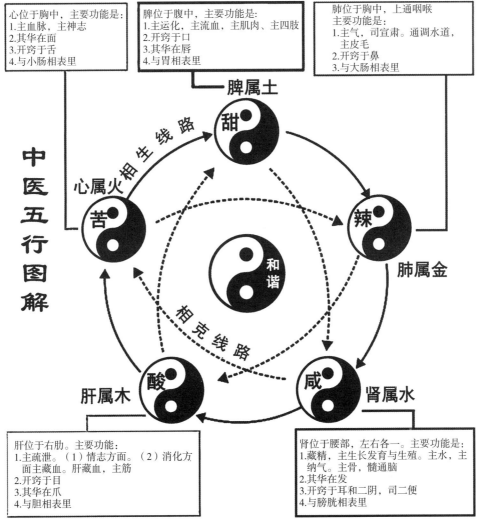

图5　中医五行图解

13

三、多维辨证，中西并行

笔者建议，在辨证方面，我们应该从以下几个方面进行改进和创新：第一是要坚持以气血津液为基础，以脏腑为中心，以阴阳五行为指导，以六经三焦为框架，建立一个完整、系统、科学、实用的辨证体系；第二是要注重以临床实践为依据，以经典文献为参考，以现代科学为支撑，以理论创新为动力，不断丰富和发展辨证的内容和方法；第三是要强调以个体化为特色，以阶段性为原则，以动态变化为特点，以综合分析为手段，实现辨证的精准化和个性化；第四是要注重以疗效为目标，以质量为标准，以安全为前提，以满意度为评价指标，提高辨证的水平和能力。

自西方医学走进国门以来，传统的辨病、辨证模式不再单一，由早期的中西医汇通，到20世纪50年代以来的中西医结合，两种医学的相互渗透，交汇与融通不断深化，社会层面大量开展中西医结合治疗，探讨病证本质和中医药干预的作用机制，形成了和中医疾病辨证论治并驾齐驱的双轨辨证论治体系，即西医辨病、中医辨证的双轨辨证论治形式。所以，在辨病和辨证的研究上，讨论从多维度、多方式的角度上去精准辨病、辨证，这样才能更有利于疾病的判断和精准施治。只有这样，才能真正发挥中医优势和特色，使中医学在当今社会有更大的作用和价值（图6）。

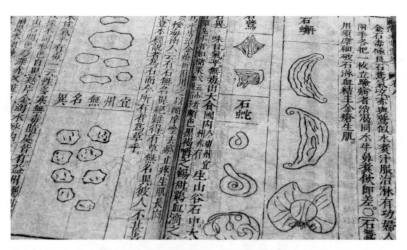

图6　多维辨证，中西并行

第三节　圆机活法，精方遣药

所谓圆机，顾名思义，就是对阴阳五行理论和临证思维进行完善，根据疾病的含义,把握住疾病的发展和变化,从而达到与阴阳五行理论相一致的目的。所谓活法,就是在临床辨证的基础上,根据疾病的发展规律,灵活地运用辨证论治的方法去治疗疾病,也就是因人、因时、因地,采取合适的方法。笔者擅长诸法并施,将中医的各种治疗方法进行有机整合。

一、阴阳平调,立法处方

提到阴阳,人们总觉得神秘莫测。实际上,阴和阳都是古代人用来理解客体的一种哲学观念。"阳"原意是指朝向日光、明亮者,而背向日光、晦暗者为"阴",随着对自然现象的观察不断扩展,阴阳的涵义逐渐引审,根据阴阳各自的特征来看,阳性是上澎的,而阴性是下压的,阳性主动而阴性主静。就运动而言,阳气主升浮,阴气主沉降,阴阳总是在起落之间。阴阳学说被引入了医学领域,成为中医基础理论的一部分,它贯穿在整个中医学体系中。如《素问·生气通天论》提出"阴平阳秘,精神乃治,阴阳离决,精气乃绝",指明阴阳平衡对于人的重要性。《素问·阴阳应象大论》指出"治病必求于本","本"即为阴阳,故治病当求于阴阳。笔者认为治病,就是以病证的阴阳偏盛偏衰为依据,以病邪之内外、气血盛衰、寒热多寡、病势之传变等病机为目标,以四气五味、升降浮沉等方药性味作为指导,根据临床症状和病机特点,进行辨证论治,立法处方,并与中药药性相结合,形成复方,以矫正因疾病所致的阴阳失衡,实现"阴平阳秘"的目标。在方剂组方配伍中,阴阳原则的运用,经常是从升与降、寒与热、开与阖、补与泻等方面出发(图7)。

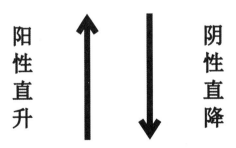

阳性直升 阴性直降

图7 阴阳未交图

"升降相因"既是天地间一切事物的根源,又是阴阳平衡的依据,还是人体内气血运转的依据,是各脏器之间相互协调的重要环节。因此,用药必须遵循"升降相因"的原则,如柴胡,味苦,性凉,归肝经,可助疏肝升阳;黄芩,味苦,性寒,入胆经,有清热燥湿、泻火解毒的功效。《济生方》中清脾饮用柴胡、黄芩相配伍,以疏泄肝胆助脾胃运化,柴胡可升肝木,黄芩可降胆木,不仅可通肝胆气机,还可清中焦湿热。其次,"寒热相制",也就是寒热并治,就是将两种寒热不同性质的药物混合在一起。著名医家张仲景曾说:"伤寒,医以丸药大下之,身热不去,微烦者,栀子干姜汤主之。"此大意为邪热内陷胸膈致微烦,兼中寒下利,以苦寒之栀子清热除烦,辛热之干姜温中止利,药虽二味,最能体现寒热并用之法。如果脾胃受到损伤,则会引起气机升降紊乱,使升降浮沉无法正常运转而出现疾病。比如,脾胃燥湿相济,升降相因,共同影响水谷纳运,这两种性质在生理上是对立的,在病理上是紧密联系在一起的,很容易出现寒热虚实并发的症状。寒热药并用,可以协调脏腑功能,达到机体的阴阳平衡。脾胃为后天之本、气血生化之源、升降之枢,是协调的核心。因此,治疗脾胃病时应全面考虑脾胃的体用属性不同,兼顾用药,即寒热得宜、升降相因,并达到两不相害,以平为期的目的(图8)。

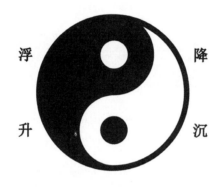

图8 阴阳相交图

"开"与"阖",也是两种完全不同的搭配,意思是发散与收敛。例如,五味子与麻黄相配伍时,五味子能防麻黄辛温之邪,并有收敛肺气之效,而麻黄则可与五味子合用,宣发肺气,止咳平喘,两者相使,辛以发散,酸以收敛,使肺脏的生理功能恢复正常,达到表里双解的目的。再如,可以用来敛肺止咳的九仙散,在使用乌梅、罂粟壳等酸涩之品的时候,再用桔梗来配合辛开肺气,使肺气收中有宣,顺其生理,而不致收敛太过反致郁闭。

"补"与"泻",即扶正祛邪的配伍应用。《素问·至真要大论》曰:"盛者泻之,虚则补之。"其症状有:脘腹胀痛、响声不绝、呕吐、大便腥臭、舌黑、苔白、脉滑等,治其应消积导滞,疏通气机的同时,还需添加健胃的药物,帮助消化,避免过度消耗气血,这就是"消补兼施"。另外,"神功丸"可用于治疗"肠燥便秘""大黄清热解毒""肠燥腹泻"。麻子仁,润燥润肠,治脾胃之燥;人参,益气养血，还能帮助祛除邪气，这样既能祛除邪气，又不会伤害到正气。

二、五行制衡，遣药组方

在中医理论中，五行学说占据着非常重要的地位，中医五行在临床上的应用也非常广泛。《黄帝内经》不仅创立了阴阳五行学说，还形成了中医理论中独特的内涵和思想。阴阳的交互运动产生升降浮沉，升降浮沉运动即是五行。按照"木曰曲直"的五行理论，任何与生长、上升、条达、舒展有关的东西，都归于"木"；"火曰炎上"，凡是温暖、上升的东西，都属于"火"；"土爱稼穑"，凡是能孕育，能承载，能容纳的东西，都属于"土"；所谓"金曰从革"，凡是有净化、收敛的功效，都属于"金"；"水曰润下"，凡是寒性、润泽、下行之物，都属于"水"。中医常以五行理论来解释其生理上的制衡关系，在方剂配伍上，也常以病机为基础，调整机体在病理条件下的失衡，矫正脏腑之间的相生相克功能失调，促进和维持其承制，进而将机体恢复到相对正常的状态。

故而据五行相生、相克规律配伍用药。一是五行相生规律：根据"水生木"的理论，提出了"滋水涵木"的方法，一贯煎中加入生地黄、枸杞子，以滋阴养肝；根据"火生土"的理论，提出了"补火培土"的方法，四神丸中加入补骨脂，以温肾健脾；根据"土生金"理论，提出了"培土生金"的治法，泻白散中加入甘草和粳米，以补脾养肺；根据"金生水"的理论，提出了"金水相生"的治法，百合固金汤中加入百合花、生地黄、熟地黄，以补肺养肾。二是五行相克规律：如基于"木克土"而提出的抑木扶土的方法，与之对应的痛泻要方中白术起健脾养土、柔肝抑木之功；基于"土克水"而提出的培土制水的方法，如应用茯苓和白术通过健脾达到利水的功效；基于"水克火"理论而提出"泻南补北"的方法，如黄连阿胶汤则以黄连等清心火，阿胶、鸡子黄补肾水，以治肾阴不足，心火偏亢之心肾不交证。

三、三因制宜，四季养生

"三因制宜"是《黄帝内经》中的一个重要内容，其目的在于阐明"天、地、人"3种因素在人体发病特征和诊治中的作用，包括因时制宜、因地制宜和因人制宜，是中医临床基本治疗法则之一。因此，笔者认为，疾病的发生、发展和转归，会受到多个方面因素的影响，比如时令、气候、地理环境以及患者的性别、体质、年龄等。在治疗上，需要以疾病与气候、地理、患者之间的联系为基础，制定相应的养生治疗方法，这样才能获得满意的效果。

一是以季节的气候时令为依据，来制定相应的疗法，也就是所谓的"因时制宜"。《黄帝内经》曰："人以天地之气生，四时之法成""顺四时变更之道，逆之则灾害生，顺之则苛疾不起"。所以临床用药多顺春季生发之势，常用疏肝的药物，比如柴胡、白芍、茉莉花等，还可以选择一些清肝经郁热的药物，比如银柴胡、鳖甲等。夏季，人多受到暑热影响，腠理疏松，汗液流出，从而导致气阴两伤的情况。而秋冬两个季节是"藏"的季节，其治疗方法主要是健脾补肾，封藏固摄。另外，笔者认为自然界中大气的升降沉浮运动产生了春、夏、秋、冬四季以及二十四节气的节律变化，将疾病与节气时令相结合，作为判断疾病发生的重要因素。二十四节气在中医临床诊断、中药药理研究、养生保健等方面都有很好的应用价值。如五月气温升高，若贪凉卧睡必将引发风湿症、湿性皮肤病等疾病；立春到清明，人体内激素分泌处于高峰期，则易发生高血压、女性月经失调等疾病，因此当我们了解节气与疾病发病的机制后，就可以有的放矢地加以预防。

二是根据不同的地域环境特点，来制定适宜的治疗方法，称为"因地制宜"。地域环境有高低之分，有冷有热，有水有土。因此，一方面，由于长期居住在不同地区，人们的身体素质会有很大的差别；另一方面，由于地理的原因，某些疾病也会表现出一定的地域性。所以，在治疗方式和用药上要有差别。西北地区人们多外感风寒或外寒内热；东南地区，人们多外感热病或内寒外热。外感风寒表证，西北地区就多重用辛温解表药，如麻黄、桂枝；而东南地区则多选用荆芥、防风，辛温解表药用得较少。不同地域之人饮食习惯、生活起居要根据身处的环境进行适当调整，必须做到"节饮食""适寒暑"，方能"安居处"而"长生久视"。

三是根据患者的年龄、性别、体质等不同特点，来制定适宜的治疗原则，称为"因人制宜"。如男女性别不同，其生理特点各异，尤其是妇女有经、带、胎、产等生理特点，治疗用药应考虑随证施治。如妇人用药要根据其经、带、胎、产等情况，妊娠期禁用或慎用峻下、破血、滑利、走窜、有毒之品，产后用药应兼顾气血亏损、恶露等。男子多患阳痿、遗精、滑精、早泄、不育等，治疗用药实证应以祛邪为主，虚证应遵补肾及调理脏腑的治则。

第四节 以痈统领，识机析变

一、酌古通今之痈的历史源流

痈病是中医外科的常见疾病。《说文解字》曰："痈，肿也。"痈与肿互训。《释名》曰："痈，壅也，气壅否结里而溃也。"痈即有壅塞不通之义。早在《周礼·天官·冢宰》就有记载"掌肿疡，溃疡，金疡，折疡之祝药劀杀之齐"，指出了痈肿病的外治方法。到《黄帝内经》时期，对痈的认识在《灵枢·痈疽》中已有详细论述："营卫稽留于经脉之中，则血泣而不行，不行则卫气从之而不通，壅遏而不得行，故热，大热不止，热胜则肉腐，肉腐则为脓，故命曰痈……痈者，其皮上薄以泽，此其候也。"并将"痈"与"疽"辨别，是以痈病日久，下陷肌肤及筋骨，最后危急五脏，气血亏竭成疽，这与《说文解字》训"疽"为"久痈"相吻合。痈的病因病机大体分为四类：一类为外感六淫，"热至则……痈疽疮痒""寒客于经脉之中则血泣，不得复反……故痈肿。"二类为情志失调，《灵枢·玉版》："病之生时，有喜怒不测……发为痈疽。"可见痈病与情志的关系密切。三类为外伤，例如针刺不当和金刀所伤，《灵枢·官针》曰："疾浅针深，内伤良肉，皮肤为痈；病深针浅，病气不泻，支为大脓。"以及《灵枢·寒热病》说到："凡刺之害……致气则生为痈疽也。"四类为六腑不和，《灵枢·脉度》曰："五脏不和则七窍不通，六腑不和则留为痈。"《黄帝内经》治法多以针灸（砭石）为主，治痈之初宜用灸，使毒气随火消散；至脓成，则借助针刺、刀割等排脓。晋代《刘涓子鬼遗方》首次将痈疽病类细分为痈、疽、疖、发，并且对痈疽病分期论治。初期，内治以清热祛邪为主，外治侧重于清热消肿；中期脓成后，内治以解毒排脓为主，外治侧重于提脓破溃；末期溃脓之后，内治以扶正固本为主，外治侧重于生肌敛疮。到了明代，《外科正宗》详细探讨了痈疽的病因病机、辨证论治，归纳了"消""托""补"治疗痈疽的三大法则。总结前文，由此得出"痈"既有壅塞之意，又有肿胀之形，是一种局部急性化脓性疾病。外淫、情志、外伤及六腑不和都会导致痈疽发生，其病机为邪气客于经络导致营卫不通，使血脉瘀滞而发痈肿，热盛导致肉腐并逐渐成脓。

内痈指生于脏腑的痈，首见于《灵枢·邪气藏腑病形》："肝脉…大甚为内痈。"《黄帝内经》中对内痈的病名、症候、诊断论述较为详尽，如胃脘痈、肠痈、下脘痛等。在《诸病源候论·内痈候》卷三十三中："内痈者，由饮食不节、冷热不调，寒热客于内……故曰内痈也。"进一步明确阐述了内痈发病机制为寒热入里。《太平圣惠方》有云："夫痈疽外发，理体已备于前。至于内痈内疽，其疾隐而不见，目既不接，所谓至难。然五脏六腑有俞募，虽结固于中，而自形于外。外察其部，则内审其源。"即内痈是借助五脏六腑的俞穴、募穴的局部表现而推知的。因此，古籍"内痈"以及各脏痈的提出，多从病因学说、经络学说论述，而非从解剖脏器出发。

肝痈是指发生于肝脏，以急起发热，右胁腹部疼痛拒按，右胁下肿块为主要表现的痈。始见于《素问·大奇》篇，记载为"肝雍，两胠满，卧则惊，不得小便"，同时描述了其基本症状。历代注释者，对"肝雍"称谓互有参差。皇甫谧《针灸甲乙经》改称"肝痈"，王冰《重广补注黄帝内经素问》认为雍、痈同义。明代张景岳《类经》遵从经文"肝雍"之称，注云："雍，壅同"，亦即"肝雍"可称"肝壅"。

古代医家在记载肝痈一病时，大多直接引用《素问·大奇》篇，进一步论述者较少，不过，杨上善《黄帝内经太素》注经文云："两胠满，谓在侧箱两肋下空处。肝腑足少阳脉行在胁下，故肝痈两胠满也。足少阳别脉上肝贯心，故热盛为痈，因即心惊也。肝脉环阴，故肝病热甚，不得小便。"以及姚止庵《素问经注节解》注："肝本恶郁，壅则郁之甚矣。胠者，腋也。腋为肝之部分，故壅则两胠满也。人卧则气敛，肝壅矣而复偃卧，则气欲达而不能，故惊也。肝经环阴器，故肝壅则小便不利也。"至元朝，朱丹溪提到了："肝痈……由愤郁气逆而成。"治疗上以"初服复元通气散，次服柴胡清肝汤；痛胀已止，宜六味地黄丸；脾虚食少，佐以八珍汤滋肾补脾治之"。此后，肝痈一病在清代有了大幅度的发展，陈士铎在《辨证录》中提到："肝痈不只恼怒能生，而忧郁亦未尝不生痈也。"他还指出了恼怒、忧郁以及肝胆不和致肝痈。治疗上，他认为："肝痈宜平肝泻火去毒，若因循至溃，不救。用化肝消毒汤……肝气急，痈成毒发甚骤……用宣郁化毒汤，后用四物大剂调治。"高秉钧《疡科心得集》提出肝痈与"肝胆之气不举"有关，为正气虚弱，将肝痈病因进一步具体化。马培之又根据《灵枢·论勇》言"酒者……其气慓悍……肝浮胆横"，提出："嗜酒酷食之人每多此患，因酒入于胃则肝胆横浮，肝既横则气血不能顺行，胃中痰浊亦旁流于胁，痰、气、血交混，结而为痈，又认为小儿亦有见之，乃因痰热入于肝络；又有因气之人，气滞血凝，日久郁积也可发生肝痈。"

综上所述，古代医家对"肝痈"的认识有两种，第一种以《素问·大奇》篇为代表的"肝痈"说，此说法以经络循行理论为基础，并且阐述了足厥阴肝经属肝络胆，足少阳胆经属胆络肝，二经相互影响，且足少阳行胁下，别脉上肝贯心，加之肝脉环阴，故"两肤满，卧则惊，不得小便"。此处的"肝痈"发于经络循行。第二种则是以《太平圣惠方》中的"期门隐隐而痛者，肝疽也，上肉微起者，肝痈也"为代表，以肝的募穴"期门穴"为主要论述点，将"肝痈"认为是"发生在体表与肝相对应部分的痈"，这类观点将"肝痈"的发病部位局限在了体表。

目前，随着传统医学与现代医学的融合发展，肝痈的中西医结合治疗逐渐走向成熟，诸多医家学者对肝痈研究的进一步加深，将肝脓肿、化脓性胆囊炎、胆管炎等肝胆疾病都归于中医的"肝痈"范畴。另外，中医古籍中并未出现"胆痈"一词，肝属于五脏之一，而胆则为六腑之一，脏腑互为表里，足厥阴肝经属肝络胆，足少阳胆经属胆络肝，二经相互影响，故胆囊疾病亦可归属为"肝类痈"进行论治。汪龙德教授根据肝痈不同发病时期，以"消、托、补"三法治之，认为成痈期宜清肝火、解毒消痈；溃脓期宜清肝理气、托里消毒；恢复期当清肝滋肾。同样的分三期治之，蔡炳勤教授则认为初期应用清热解毒、疏肝理气、消肿散结等消法；成脓期可采用托法，配合外科引流术或手术排脓等手段，使邪有出路；溃后期辨证以气阴两虚为主，酌情采用补法，护胃气，兼顾大便的是否通畅，肝痈为内痈，各期均需重视通便药物的使用，以使毒邪外泄，防内痈在内溃破。故古代医家在论治肝痈一病时，常用疏肝解郁、清热解毒、活血化瘀、消痈排脓等治法。现代医家大多继承了在古人的内治之法，多以"消、托、补"三法治之。

古代典籍中"心痈"一词较少提及，最早名曰"井疽"首载于《灵枢·痈疽》第八十一："发于胸，名曰井疽。其状如大豆，三四日起，不早治，下入腹，不治，七日死矣。"宋代《圣济总录》卷一百二十八首载"心痈"一词，"巨阙隐隐而痛者，心疽也。心上肉微起者，心痈也。"后世医家，清朝《医学入门》中记载："心痈胸发名井疽，胸乳间生蜂窠痈发，名井疽。状如豆大，三四日起，不早治，入于腹，十日死。"《疡科心得集》提及："捧心痈，生于人字骨下低陷中，肿坚色白，脉空芤无力，腰痛肤黄面浮。"《马培之医案》中提到："悲哀伤中，气凝血结，脐上脘下结硬作痛，已成漫心痰。"可见在古代典籍中早已明确指出了心痈的病名及其症状。

心痈的病因病机首次详载于元朝《世医得效方》："心经有热，好饮酒，嗜热物，均可致心痈。"清代吴谦也认为心火炽盛，酷饮嗜热，酒毒是心痈的主要病因。《医宗金鉴》有云："心痈巨阙肿隐疼，酷吹嗜热火毒成，面赤口渴身作痛，治法阳热总宜清。"《疡科心得集》中记载："捧心痈……有因脱力中伤，或受伤营卫失和而发；有因抑郁伤肝，肝邪乘脾，脾气不能营运，致气血留滞而发；亦有因病后脏腑气衰，营卫不能通调而发。"

心痈的治疗上危亦林提出宜选用托里活血之剂，谓之"心痈者，乃心经有热……以生肉药掺四畔，自然而愈。"《世医得效方》记载："心痈即引兵先锋方。治心肺有热，或作寒热，口干好饮水，浑身疼，腹内作热，头面赤次用内托散即前锋正将方，治同上。兼用敷角洗贴，已溃多服加味十奇散。"吴谦认为治疗上因心火炽盛，酷饮嗜热所致心痈宜选用凉血饮，因酒毒所致的心痈则宜服用升麻葛根汤。《疡科心得集》指出："心痈治法宜和营通络，调养气血，使之渐渐内消。"

总结古代典籍中心痈多指外科之痈，又名井疽、心疽、漫心痰、捧心痈，所在病位多以腧穴和部位论之，包括发于巨阙穴，发于胸乳之间，发于人字骨下低陷中，发于脐上脘下，病因病机包括心火炽盛、酒毒壅塞、气血留滞、悲哀伤中、痰凝气结所致，治法包括托里活血、清热解毒，所用方药包括凉血饮、升麻葛根汤、清心散、凉膈散等。

近现代心痈理论的发展较为缓慢，20世纪80年代，石家庄市中医院名老中医邢月朋首次提出急性心肌梗死为"心痈"理论，认为其病机为瘀毒壅盛，闭阻心脉，故选用具有祛瘀解毒功效的四妙勇安汤治之。石家庄中医院在四妙勇安汤对乳鼠心肌细胞的作用研究中，发现四妙勇安汤加味可明显提高下调缺氧乳鼠心肌细胞的凋亡率，降低JNK蛋白的表达，提示中药复方四妙勇安汤加味对心肌细胞具有明显保护作用。

综上所述，古今医家对"心痈"的认识包括两类：一类是以《灵枢》发展而来的"井疽""心痈"之说，以发生于心之募穴和胸乳之间得名，是发生于体表的痈；另一类是现代医家不再局限于部位，而是从病因病机中将其联系，扩大了"心痈"的论治范围。从病因病机来看，热、毒、痰、瘀始终贯穿"心痈"本身，因此基于病因病机研究，可以将"心痈"扩展，结合现代医学，急性心肌梗死瘀毒内结之症，因血瘀热壅而热化则见躁扰不宁，喘憋气粗，腑气不通，大便秘结，舌红或暗红，苔黄甚至黄燥，而冠心病痰瘀互结之证的病因符合古籍中对"心痈"气血留滞、痰凝气结的病因描述。

林培政等曾在242例患者中进行观察，发现湿热内蕴是动脉粥样硬化的重要发病基础及主要病理环节，热为火之渐，火为热之极，毒为火之聚，湿热之邪蕴蓄不解成为火毒。火毒壅聚，导致营卫失和，经络阻塞，气血凝滞，发为痈疽。张哲等提出动脉粥样硬化以"脉痹"论治。基于此，我们将心痹理论拓展，如下肢动脉硬化闭塞症、脑梗等疾病。心主血脉，心痹和脉痹病因病机相似，因此我们大胆提出对现代心血管疾病和泛血管类疾病以"心类痹"论治的思想。

古代典籍中"脾痈"一词较少提及。脾痈病名首次记载于《圣济总录》卷一百二十八："章门隐隐有痛者，脾疽也。上肉微起者，脾痈也。"因章门穴为脾经之募穴，故将此处发生的病变定义为脾痈。并且阐明脾疽、脾痈的区别，章门穴隐痛者为脾疽；章门穴有物隆起者为脾痈。后世医家对脾痈的症状进一步补充，《医宗金鉴·外科心法要诀·内痈部》："脾痈……章门穴肿兼隐疼，腹胀嗌干小水短。"吴谦指出脾痈的症状除了章门穴肿、隐痛外，还可伴有腹胀、咽嗌干燥、小水短涩等症状。《血证论》在此基础上又补充道："其证寒热如疟，皮肤甲错，腹满咽干。"此外，《外科启玄》卷五记载了另一种脾痈："此痈生肩贞臑俞二穴。乃手太阳小肠经，多血少气。乃脾受厚味所生也。李东垣亦曰："脾痈又名疽，在肩之后，下腋之后外层岐骨缝间，左右同属小肠经肩贞穴。"肩胛血肉丰满之处，气血充盛，脾主肌肉四肢，脾受厚味，蕴积生热，脾热外窜，而于此处形成痈疽，故称为脾痈。

各医家认为脾痈的病因病机不离"热与瘀"。王肯堂指出脾痈的病机为"脾痈始发，章门穴必隐痛微肿，由过飡生冷，兼湿热或瘀血郁滞脾经而成。"因湿热，瘀血郁滞脾经，可见腹胀、咽嗌干燥，小水短涩。唐容川指出脾痈可见"寒热如疟，皮肤甲错"，强调在湿热的基础上瘀血是不可忽视的病理因素。在此基础上对脾痈的治疗，王肯堂提出："初宜大黄汤、赤豆薏苡仁汤，二方合而用之"以攻湿热之郁滞；脾痈后期，"腹胀全消，宜六君子扶脾调理"。唐容川认为"治宜攻热下血，热去而血不停，更自何地酿为痈脓哉。"将脾胃痈治疗分为3个阶段，脓未成者以夺去瘀热为主，牡丹皮汤治之；脓已成者以排脓为主，赤豆薏仁汤治之；脓血既去之后则脏腑空虚，见火象者人参固本汤加黄芪、茯苓以清补之；见虚寒之象者六君子汤加黄芪、当归煨姜以温补之。

现代脾痈的发展较为缓慢，有研究表明，急性胰腺炎与"脾痈"在病因病机、证候病理等方面相符，尚东从"脾痈"论治急性胰腺炎。以消、托、补为总原则，早期以消为贵；中期消托并举；后期补虚扶正，选用消托清胰汤治疗急性胰腺炎实热证，进行临床试验验证效果显著。

胃脘痈与脾脏生理功能联系密切，李玉奇教授提出"以痈论治慢性萎缩性胃炎"，周学文教授在此基础上提出"以痈论治消化性溃疡"，以痈论治的依据为慢性萎缩性胃炎，消化性溃疡病因病机与胃脘痛相吻合，胃镜下胃黏膜表现为红肿热痛的特点。慢性萎缩性胃炎病因主要为情志失调，饮食不节，卫虚寒客所致。病机上"脾胃虚弱为本，肝胃郁热为标"；消化性溃疡的病因主要为情志失调、饮食不洁、外邪犯胃等因素，可归结于"毒热"，病机上以"脾虚为本，毒热为标"，笔者发现萎缩性胃炎和消化性溃疡发病皆与脾脏密切相关，故将其归于"脾类痈"的范畴。

综上所述，古今医家对"脾痈"的认识包括两类：一类是以《圣济总录》发展而来的"脾痈"之说，以发生于脾之募穴和肩贞穴得名，是发生于体表的痈；另一类是现代医家不再局限于部位，而是从病因病机中将其联系，扩大了"脾痈"的论治范围，并在临床中得到验证。笔者认为，胃脘痛与脾脏生理功能联系密切，且与"痈"的临床表现相类似，故具备上述两点的疾病均可归为"脾类痈"范畴，这样一来，将"脾类痈"的范畴进一步扩大。

肺痈病名首见于张仲景《金匮要略》，临床以骤然发热、咳嗽、胸痛、咯腥臭脓血痰为主要表现，并沿用至今。书中不仅记载了肺痈"若口中辟辟燥，咳即胸中隐隐痛，脉反滑数"的症状特点，更有"风中于卫，呼气不入；热过于荣，吸而不出……热之所过，血为之凝滞，蓄结痈脓"，指出肺痈病机与感受风热邪毒，气血凝滞蕴结成脓有关，历代医家多法仲景之论，对肺痈形成的病因病机加以完善，不仅仅拘泥在由风热邪气致病，更涵盖外感风寒，郁而化热；或嗜酒嗜辛热之味，内生热毒；或房事不节，肾水亏虚，虚火上炎；或火热熏蒸，痰瘀互结；或由气虚感邪，热结灼肺。总而言之，虽肺痈之所成因机繁杂，外感、内伤均可致病，但最终不外乎归结于一"热"字。对于肺痈的治疗，主要突出清热、排脓，其中清热法尤为重要，贯穿肺痈治疗全程。如《备急千金要方》创立苇茎汤以清热排脓、活血消痈，此为后世治疗本病要方。《张氏医通》认为"乘初起时极力攻之"；《杂病源流犀烛》力主"清热涤痰"为原则；《医门法律》倡议"以清肺热，救肺气"为要。辨证治疗上可选用《备急千金要方》苇茎汤、清金饮、麦冬平肺饮、葶苈大枣泻肺汤、元参清肺饮等方。咳吐脓血者，宜用排脓散。如日久伤及气阴，治宜养阴益气，清热化痰，可用桔梗杏仁煎、《严氏济生方》桔梗汤等。自明代陈实功以后，又陆续发展形成了分期论治的雏形，明确了肺痈在病程发展各阶段应采取的不同治疗原则，至现代多以初期、成痈期、溃脓期、恢复期四期论治。现代疾病中的肺脓肿无论从疾病的临床表现，还是治法方药均属于肺痈范畴。黄吉赓名老中医对于肺脓肿的治疗，着重突出清热、化痰、排脓，其中清热更是贯穿全程，再辅以行气、化瘀。钟一棠名老中医重视祛瘀消痈，将扶正祛邪之法贯穿全程，并以"清热解毒、化瘀排脓"为基本治疗原则。支气管扩张合并感染亦属"肺痈"范畴，其基本病机为邪热郁肺，蒸液成痰，邪阻肺络，血滞为瘀，而致痰热与瘀血互结，酝酿成痈。广州中医药大学第一附属医院梁直英教授根据多年行医经验，得出结论认为加味苇茎汤为治疗肺痈的第一要方，具有清肺化痰、逐瘀排脓的功效。

肾痈，现代医学将其定义为"是指以高热、腰痛为主要表现的肾脏痈病类疾病"。《素问·大奇》篇中曰："肾雍，脚下至少腹满，胫有大小，髀胻大跛易，偏枯。"虽肾雍与肾痈二者文字有不同，但隋代杨上善在其《黄帝内经太素》注"痈《素问》作雍"，认为"肾雍"即"肾痈"。笔者分析与后世书写有通假之义或传抄有误有关。由此即知《素问·大奇》篇是最早出现肾痈相关论述，并明确指出了肾痈的病名及病因。

后世医家诸多专著对痈证都有较为详细的探讨，而"肾痈"则记载简略。但在不断积累验证的基础上，也对肾痈的病因病机有了更进一步的认识。如元代危亦林《世医得效方》指出："肾痈乃与内痈相对，皆由肾气衰败而成。"不仅指出了肾痈的病位，更明确了肾痈的病机。再如明代朱橚所著《普济方》中所言："肾痈乃将理失宜。劳伤气血。风寒之气。乘虚而入。内舍于肾。及挟邪热。其气结聚。或作寒热。脉数而实者是也。"明确指出了肾痈的成因为肾气衰败，邪热风寒趁虚而入，肾气壅塞而成，明确其病机本质为肾气衰败，外邪趁虚侵入。清代诸医家基本沿承此观点，如清代吴谦在《医宗金鉴》中云："由肾虚不足之人，房劳太过，身形受寒，邪气自外乘之。"言简意赅地指出了肾痈的病机要点，可见就肾痈病因而论，后世医家逐渐有了较为统一的认识，即"肾虚"为肾痈发病的主要病因。

关于"肾痈"症状的论述，除《素问·大奇》篇中论述的"脚下至少腹满"的症状外，后世医家也多有论述，如宋《太平圣惠方·辨痈疽症候好恶法》中即以明言："京门隐隐而痛者，肾疽也，上肉微起者，肾痈也。"明代《普济方》中指出："夫肾痈于内肾相对。"可知，肾痈是发生在体表与内肾相对应部分的痈，并未记载现代医学中描述的高热、腰痛等症状。

针对肾痈治疗，虽各医家记载不多，但大致可分为外治法与内治法。外治法中有"涂、敷、洗"等，外用剂型有膏剂、油剂、散剂、洗剂等，临床中应根据疾病不同的时期及临床特点进行选择。元代《世医得效方》中最早提出膏剂治法，并兼与其他治法同用："加味十奇散，治同上。兼用葱白、橘叶、椒叶、猪蹄汤淋洗，仍贴金丝膏。"（方见前肿疡门）。散剂则在清代《医悟》中所载为固肾内托散。古籍记载油剂不多，《本草纲目》中描述为："外肾痈疮（抱出鸡卵壳、黄连、轻粉等分，为细末。用炼过香油调涂）。"而洗剂仅在《世医得效方》略有提及："兼用葱白、橘叶、椒叶、猪蹄汤淋洗。"是配合其他方药及膏剂进行使用。针刺法则见于《针灸逢源》："肾痈、自肾俞穴起会阳，灸二七壮。"对于肾痈内治法，则至明清以后诸医家才有明确论述，如明代《证治准绳·疡医》指出："八味丸，治肾虚嗜欲过度，外挟寒邪，发为痈肿，不可施以凉剂宜服。"（方见溃疡门）清代《医宗金鉴》及《外科心法要诀》中治肾痈均所论：初服五积散，加细辛；寒尽痛止，宜用桂附地黄丸调理。

综上所述，古今医家对"肾痈"的认识大致有3种：第一种以《素问·大奇论》篇为代表的"肾雍"之说，主要症状表现为"胠下至少腹满，胫有大小，髀䯏大跛易，偏枯。"该种说法主要是以足少阴经别理论为基础，阐明由于肾脉壅滞而引发的一系列病症（胠下至少腹部胀满，两侧胫部粗细大小不同，患侧脾胫肿大，活动受限，日久且易发生偏枯病）。此处的"肾雍"专指肾脉壅滞，并非具体病名。第二种是以《太平圣惠方》中的："京门隐隐而痛者，肾疽也，上肉微起者，肾痈也"为代表，以肾的募穴"京门穴"为主要论述点，将"肾痈"认为是"发生在体表与内肾相对应部分的痈"。这类观点将"肾痈"的发病部位局限在了体表。第三种是现代医学中论述的"以高热、腰痛为主要表现的肾脏痈病类疾病"，这种病名认识则是为了能够对应"肾脓肿"等现代医学疾病而赋予此病名新的涵义。可见，上述3种认识均存在一定偏颇，笔者认为既不能将"肾痈"的发病部位局限在体表，又不能单纯地将其认识为"肾脓肿"等西医疾病的中医病名。"以痈论治"主要关键在于要把握"肾痈"之病机，将主要病因为肾虚，与肾脏生理功能或经络循行联系密切，且与"痈"的临床表现相类似的疾病均归为"肾类痈"范畴，这样一来，将"肾痈"的病因病机与其他疾病相联系，扩大了以痈论治的范围。

笔者总结肾类痈常见疾病包括子痈（睾丸、附睾炎）、精浊（慢性前列腺炎）等，子痈即是发生于睾丸或附睾的可化脓的非特异性感染。清代王洪绪《外科证治全生集·阴证门》中云："子痈，肾子作痛而不升上，外观红色者是也，迟则成患，溃烂致命。"其临床表现与"痈"类似，均有"痛""红""溃烂"的特点，且其主要病位在"肾子"，发病与肾脏密切相关，故将子痈归为"肾类痈"范畴；精浊的病因以"肾虚"为本，其发病与"肾主水"与"肾主生殖"功能的失常密切相关，在临床表现和局部病理改变方面，两者均有"热、肿、痛、流脓"等表现，故精浊也可以从"肾类痈"论治。

二、识机析变之痈的论治思想

通过对古籍中关于"五脏痈"的论述发现，除"肺痈"是古籍中有确切记载的中医病名外，其他五脏痈包括"肝痈""心痈""脾痈""肾痈"在古籍中并未指代确切的疾病，关于五脏痈论述主要有两类观点，一是指因经络循行"壅"滞而出现的多种临床表现，该论述在《素问·大奇论》篇中记载较多；另一类则是指发生在体表与脏腑相对应的痈，在《太平圣惠方》及明清时期医籍中论述较多。

笔者多年来从事中医外科学专业，对中医外科学疾病及治法有一定临床经验，且有幸跟随国医大师周学文进行学习，受恩师"以痈论治脾胃疾病"的启发，笔者认为古籍中关于五脏痈的论述较为笼统，而临床中许多疾病在治疗上都可以痈为统领，因此笔者创新性提出"五脏类痈"的概念，阐释其辨证与论治疾病的指导思想，不仅整理了多种辨证方式认识类痈疾病的方法，将"痈"的病因病机与类痈疾病相联系，而且对于类痈疾病的治疗，也在原有痈病分期论治、运用消托补法的基础上，扩大了各类临床治疗的手段，拓展了应用范围。

（一）辨证思路

（1）以脏腑经络辨证为基础，划分"五脏类痈"：脏腑辨证是以脏腑的生理功能和病理特点为理论依据，来判断病变属何脏何腑的一种辨证方式。笔者根据病位和病性将内痈与脾胃、肺、心、肾、肝、胆等脏腑联系起来，按照疾病所属的五脏进行划分，创新性提出"五脏类痈"的概念。

"肝类痈"临床常见疾病为肝脓肿、化脓性胆囊炎、胆管炎等。脓肿、炎性病变的病理性质和临床特点与痈相似，且肝与胆互为表里，二经相互影响，故发于肝和胆囊的脓肿、炎性病变皆可归属为"肝类痈"进行论治。

"心类痈"常见疾病为血管类疾病，包括心血管疾病（如冠心病等、脑血管疾病如脑梗死等）周围血管疾病（如下肢动脉硬化、闭塞症等）。湿热内蕴是动脉粥样硬化的重要发病基础及主要病理环节，在病机上与痈有相似之处，且基于中医心主血脉的生理特点，因此血管类疾病均可归属于"心类痈"论治。

"脾类痈"常见疾病为慢性萎缩性胃炎、消化性溃疡等，慢性萎缩性胃炎伴有胃黏膜发红、充血、水肿和糜烂等表现，病理上也可见有萎缩、坏死、糜烂、溃疡等不同程度的改变，即与痈之气血凝滞、溃烂坏死、红肿热痛的病理有相似之处，根据其病位将慢性萎缩性胃炎归属于脾类痈；消化性溃疡病机以脾胃虚弱为本，"毒热"为标，病理演变可由气到血、由实转虚，也可寒热互化，久病入络，气血瘀滞为变，久致热盛毒腐成痈，其病位在胃，与脾相表里，故将消化性溃疡归属于脾类痈。

"肺痈"是古籍中记载较确切的中医病名，且该病名一直沿用至今，其临床表现以骤然发热、咳嗽、胸痛、咳腥臭脓血痰为主，与其相对应的西医疾病主要包括肺脓肿、支气管扩张等，这类疾病均可以"肺痈"论治。

"肾类痈"疾病包括慢性附睾睾丸炎、慢性前列腺炎等。慢性附睾睾丸炎即是发生于睾丸或附睾的可化脓的非特异性感染，中医病名为"子痈"，清代王洪绪《外科证治全生集·阴证门》中云："子痈，肾子作痛而不升上，外观红色者是也，迟则成患，溃烂致命。"故根据其表现与病位，将慢性附睾睾丸炎归属于肾类痈；慢性前列腺炎的病因以"肾虚"为本，其发病与"肾主水"与"肾主生殖"功能的失常密切相关，在临床表现和局部病理改变方面，两者均有"热、肿、痛、流脓"等表现，故慢性前列腺炎也可以从"肾类痈"论治。

基于"五脏类痈"理论将多种内、外科疾病划分到不同的脏腑体系，根据不同脏腑生理功能及病因病机不同，采取不同的治疗方法，建立了以痈论治其他内、外科疾病的新体系，开拓了类痈疾病新的辨证思路，扩大了以痈论治的应用范围。

（2）以八纲辨证为领，确定病性：阴阳辨证为八纲辨证的总纲，辨阴阳主要从痈的病势、病位、局部症状、全身症状、病程和预后等方面综合分析痈的阴阳属性。从病势来说，痈多发病急、变化快，属阳证；从病位上说，外痈生在体表属阳；从局部症状来说，痈患处红肿高大、发热、疼痛明显，多属阳证；全身症状方面，痈病伴有恶寒、发热、口渴等，热症较为明显，应当归属阳证；痈的病程较短、易消、易溃、易敛，预后较好，也应归属阳证。因此根据痈的典型症状，可以将痈归属于阳证，但实际上痈的阴阳特征表现复杂，如慢性乳痈等微红微热，肿而不甚剧烈，则应当属半阴半阳证。在以痈论治其他疾病时，表现为阳证属性的疾病可以参考外痈来治疗，但应注意由于正邪斗争以及在治疗过程中疾病在不断发生变化，可能出现由阳转阴等现象，所以必须分析具体病证的特点，才能以痈统领，灵活论治。

虚实辨证方面，无论在外痈还是内痈中，对观察邪正之盛衰，对确定治法之补泻及判断预后之好坏，均有直接指导意义。痈病初起病性多为实证，表现为疼痛拒按，口苦咽干，烦躁多渴，高热面赤，精神昏塞或有黄疸，苔腻，脉洪大，为脏腑实热；

或痈肿初起色赤，皮肤壮热，脓水黏稠，寒热疼痛，大便干结，小便如淋，心神烦闷，恍惚不宁，为邪气之实。中期多虚实夹杂，表现为素体虚弱，体瘦神疲，患处隐痛，或突然疼痛拒按，呕吐恶心，为本虚标实，亦有邪气尚盛而正气已衰，如疮疽内陷及内痈中的一些危重证候。后期则以虚证为主，多表现为隐痛喜按，泻痢肠鸣，饮食不入，手足冰冷，精神疲惫，声低息微，小便清长或小便时难，舌淡，脉弱，为脏腑之虚；或脓水清稀，疮口日久不敛，肌寒肉冷，自汗不止，面色苍白或萎黄，舌淡，脉细弱，为气血之虚。许多其他疾病的虚实病性发展阶段与痈相似，相似的虚实病性转化过程也为以痈论治其他疾病提供了依据。一般来说，实为邪气盛，虚为正气衰。在病之初起、中期多为实证，病之后期多为虚证。辨表里的方法外痈与内痈相类似，表里概括病变部位的深浅，是一种相对的概念，如虽患痈病，但起居平和，饮食如故，疮高而软者，是发于肌表，属表；若痈出现壮热恶寒，精神不安，局部皮色不变，不肿隐痛者，是发于骨骼，属里。

寒热辨证方面，因痈多以阳证为主，因此临床表现以热证居多，多表现为发热、烦躁、口渴、喜冷饮、咽痛便燥、尿黄赤、面色红、舌红、脉数，而热邪又是痈的关键病理因素，热盛则肉腐，清热之法在痈的治疗中尤为关键，病性属热的其他类痈疾病可以参考治疗痈的消法以祛除热邪。

（3）以局部辨证及病因病机辨证为方向，探究类痈疾病相似性：一般来说外痈初期多由于感受风湿热的毒邪，积聚在皮肉内，导致气血运行不畅、气滞血瘀，多表现为患部初起皮肤有粟粒样脓头，发痒作痛，逐渐向周围或深部扩大，形成多头痈肿，局部红肿热痛，全身伴有恶寒、发热、头痛，舌淡红，苔薄白，脉浮或弦。中期痰瘀热互结，疮口逐渐溃破，表现为痈肿化脓，疮头逐渐溃烂，状如蜂窝，发热加重，口渴便秘，尿短赤，舌质深红，苔黄厚或腻，脉弦数。后期脓腐渐净，气血耗伤，表现为疮面肉芽难长，愈合较慢，身有余热，胃纳未复，体倦乏力，自汗盗汗，舌质淡红，苔薄白，脉沉细数。

将一些其他疾病的局部表现和病理特征与痈的表现对比，笔者认为许多内科疾病（如消化性溃疡活动期、胃癌的癌前状态）与痈有着密不可分的联系。胃镜下观察胃炎的溃疡面，其黏膜水肿充血，周围环绕红晕，常有伴随糜烂出血的特征，与外科痈病"红、肿、热、痛"的特征近乎一致，在局部表现方面将痈与其他疾病相联系，可以找到这些疾病与痈的相似性，补充了以痈论治的合理性。

病因病机方面，根据痈当前证候的性质来推断病因所在，痈的病因包括外感六淫、情志内伤、饮食、外伤、劳伤虚损、特殊毒邪、痰饮瘀血等各方面因素，其中热邪、痰饮、瘀血是痈最重要的病因。辨明痈相关的病因病机，采用清热、消痰、消瘀之法，治疗痈病往往能取得较好的疗效，而痈的病因病机也具有泛用性，如冠心病痰瘀互结化热阶段其病机与痈高度相似，都属于痰、瘀、热邪相互夹杂，因此笔者认为与痈病因病机相类似的疾病可以归为类痈疾病，都可以按照痈的特点来论治。

（二）治法探析

（1）细分消托补法，分期论治：类痈疾病在治疗上，按照痈的分期及治疗常遵"消、托、补"三法为治疗原则，笔者在临床中细分消托补法，使类痈疾病在治疗时不拘泥于一种治法，多种方法合用，相得益彰。

消法其理论源自《素问·至真要大论》"坚者削之、结者散之"指运用不同的治疗方法和方药，使初起的痈肿得到消散，不使邪毒结聚成脓，是痈初起的治法总则，适用于尚未成脓的初期痈病。《外科启玄》曰："消者灭也，灭其形症也"主张早期"以消为贵"，治以祛邪为大法。消法具体包括解表、清热、温通、祛痰、理湿、行气、和营等法。根据类痈疾病"瘀、痰、热"邪的不同证候，采用消法主要从清消法、消痰法、消瘀法等多个层面论治。

清消法，主要是运用清热法以消散热邪，以清热解毒、解表透热、甘寒清热、苦寒泻火等方法为主。若患者疾病初期热毒症状较明显，可用金银花、连翘以清热解毒、消肿散结；若患者兼有发热、恶寒、恶风等表证，可用防风、荆芥、麻黄、薄荷疏风解表，蝉蜕、僵蚕解表透热；若邪热深入营血，出现烦躁、口干、口苦、舌红、苔黄等症，可用麦冬、生地、玄参等以甘寒清热；若患者红肿、热痛较甚，同时伴有小便黄赤、舌红苔黄、脉数有力等症，可用黄连苦寒直折，以泻三焦之火。

消痰法，主要针对类痈疾病之痰邪，运用咸寒软坚化痰药物如牡蛎、僵蚕等，配合其他治法，以达到化痰、消肿、软坚的目的。若痰热并存，伴烦躁易怒、情志不遂、苔黄腻、脉滑数等症时，一般选用半夏、枳实、竹茹等清热化痰，泻火解毒，以化痰为主，清热为辅，标本兼治。

消瘀法，主要是运用活血化瘀法，以消散类痈疾病的瘀滞。主要包括凉血消瘀、通络消瘀、化浊消瘀等。若血热与血瘀互结为患，可选犀角地黄汤加减，用生地、牡丹皮、阿胶、赤芍等药，既可凉血泄热，又可消散瘀血；若瘀血阻于脉络，湿热化火化毒而见瘀毒阻络之证，可用通络消瘀法，遣选入络搜邪之水蛭、地龙、穿山甲、土鳖虫等药通络化瘀，软坚消癥。若患者瘀血内生，而痰邪日久成积则化为浊毒，浊毒难以外排而形成浊毒瘀阻之证，可用化浊消瘀法，常用大黄、佩兰、白术、厚朴、川芎、当归、莪术、桃仁等以活血化瘀、化浊解毒。

托法，指用补益气血和透脓等药物扶助正气、托毒外出，以免毒邪内陷的方法。适用于痈病中期，此时热毒已腐肉成脓，由于一时疮口不能溃破，或机体正气虚弱无力托毒外出，均会导致脓毒滞留。《外科精义》指出："凡为疡医，不可一日无托里之法。"说明托法在疾病治疗中占有重要地位。类痈疾病若向内浸淫，可影响关节、脏腑功能，此时的治疗尤为重要，具有决定病势转归之作用，若治疗恰当，则病情好转，人体正气得以保存。若失治则病情恶化，邪气内陷，元气耗伤。托法在应用时可分为补托法与透托法两种，若患者痰瘀热毒较甚，正虚为次，宜用透托法，选用白芷、黄芪等以开通腠理，透脓载毒外泄；以正气亏虚为主，痰瘀热结为次者，宜用补托法，重视脾胃，常用人参、白芍、黄芪、当归、白术等药以健脾益气为主，辅以清热活血，祛瘀化痰。

补法，指用补养的方药恢复正气、助养新生，促使疮口早日愈合，为痈病后期的治疗总则。补法的应用直指类痈疾病正气亏虚之根本，在疾病后期，病势日久，毒邪已去，正气已伤，脾肾亏虚多为复发之本。具体治法则根据正气亏虚情况采取补气血、补阳、清补等法，根据患者气血亏虚情况，选用人参、白术、熟地、当归之类，同时注重先天之本肾与后天之本脾，常用黄精、枸杞子、太子参、黄芪之类。若患者余毒未尽，正气大衰，则应慎用大补之剂，应采用清补法，在运用补药的同时辅以清热凉血解毒之品（如生地、玄参等），补中有清，防止"炉烟虽熄，灰中有火"所致的余火复炽。

总之在类痈疾病的治疗过程中，要时刻把握热、瘀、痰、虚各个阶段的特点，采用消托补法，分期论治。初期"痰瘀火毒凝结"，治以"消"为先导；中期"正邪交争、虚实夹杂"，治以"托"为转折；后期"久病耗伤、气血两虚"，治以"补"为根基。应注意消托补法的应用是多样性的，切不可拘泥某一种治法，应融会贯通，谨守病机，方证法对应，方能药到病除。

（2）善从五脏用药，脏腑同治：根据五脏类痈的分类方式，笔者在临床中多从脏腑用药，如慢性前列腺炎的治疗中，前列腺位于下焦，与膀胱、肠为邻，肺为水之上源，膀胱气化失司与肺之宣发肃降有关，在治疗中多用蒲公英、败酱草、王不留行等治疗肺脏的药物，以达到脏腑同治的目的。除此之外，脾胃同治、肺大肠同治在治疗消化性溃疡方面也应用广泛，如溃疡性结肠炎在治疗时多用滑石、芦根、天花粉等调理肺脏功能，宣通气血，收效甚显。与单纯"脏病治脏""腑病治腑"不同，中医治疗类痈疾病方面采用"脏腑同治"原则具有重要意义，同时也丰富了该类疾病的治疗思路与方法，值得推广。

（3）外治之法即内治之理，注重外治：外治法在中医外科疾病的治疗中亦占有非常重要的地位，笔者倡导中药内外同治一体化疗法，在西医治疗和内服汤药基础上，给予中药外治，以加强其功效。但外治法和内治法一样，也必须进行辨证论治，即根据疾病不同的性质及病程不同的阶段，选用不同的外治方药及适用方法。针对外痈致病因素特点，笔者多外用自拟消痈散中药塌渍，与内服方药作用相得益彰。消痈散包括大黄、芒硝、当归、红花、透骨草等，本方重在活血化瘀，大黄具有泻下攻积，活血化瘀之功；芒硝可软坚消肿；当归、红花、透骨草活血、化瘀、止痛。诸药合用，可利水湿而祛瘀止痛。对于许多病位在内的类痈疾病同样可以采用外治法，如溃疡性结肠炎、慢性前列腺炎多采用中药灌肠治疗，同样具有很好的疗效，因此在临床中需把握类痈疾病的病位和特点，发挥中医外治的特色，使内外同治成为类痈疾病独树一帜的防治体系。

第三章　临床心悟

第一节　以痈论治外科疾病及病案举隅

一、周围血管疾病

周围血管疾病是指发生于心、脑血管以外的血管疾病，可分为动脉病、静脉病、肢端动脉舒缩功能紊乱疾病。中医学称周围血管为"筋脉""脉管"，故将周围血管疾病统称为"脉管病"。周围血管疾病虽然病因多端，但常有诸如寒、湿、热之有余，或气、血、阴、阳之不足，它们都离不开血瘀这个基本病机。《素问·阴阳应象大论》说："血实宜决之。"《素问·至真要大论》说："疏其气血，令其条达，而致平和。"因此，活血化瘀就成为周围血管疾病总的治疗原则。另外，对周围血管疾病导致坏疽的清创处理不同于其他外科疾病，必须顾及患肢的血供情况。清创时要掌握以下原则：急性炎症期不做清创处理，炎症控制后适当清除坏死组织，在坏死组织的界限清楚后彻底清创。

笔者多年来从事中医外科专业，认为周围血管疾病与"痈"关系密切，并结合古今医家对"脾""肾"在周围血管疾病中重要性的论述，从"痈疽"角度论治周围血管疾病（如脱疽、股肿、臁疮等），以该理论为指导，在此分享一些笔者对于周围血管疾病的见解，以期为周围血管疾病的治疗提供一种新思路。

（一）脱疽

脱疽是指发于四肢末端，严重时趾（指）节坏疽脱落的一种慢性周围血管疾病，又称脱骨疽。其临床特点是好发于四肢末端，以下肢为多见，初起患肢末端发凉、怕冷、苍白、麻木，可伴间歇性跛行，继则疼痛剧烈，日久患趾（指）坏死变黑，甚至趾（指）节脱落。

1. 脱疽的病因病机

《灵枢·痈疽》中即有关于本病的记载，曰："发于足趾，名曰脱痈，其状赤黑，死不治；不赤黑不死，不衰，急斩之，不则死矣。"本病的发生与长期吸烟、饮食不节、环境、遗传及外伤等因素有关。主要由于脾气不健，肾阳不足，又加外受寒冻，寒湿之邪入侵而发病。故本病的发生以脾肾亏虚为本，寒湿外伤为标，气血凝滞、经脉阻塞为其主要病机。笔者认为脱疽又称脱痈，在疾病演变过程中与痈有着相同的病机，且与脾、肾关系密切，因此可以将"以痈论治"用于脱疽的临床治疗中。

2. 分期论治

（1）分期认识：根据脱疽的病机演变及病性转化，笔者将脱疽分为初、中、后三期。初期病性以实证为主，疾病早期由于感受寒湿之邪，寒湿侵袭脉道，气血凝滞，导致血脉瘀阻，以寒湿阻络证为主要表现；到了中期，寒邪久蕴，郁而化热，湿热浸淫，热邪伤阴，以热毒伤阴证为主要表现；疾病后期，湿热日久缠绵，病久致阴血亏虚，以气阴两虚证为主要表现。以痈论治脱疽，即以治疗痈的消、托、补法为指导，按照脱疽的分期，初期应用"消法"，以消除寒湿、瘀血为主；中期应用"托法"，以养阴为主，兼以清热活血；后期应用"补法"，进行补气补血。

（2）分期治疗：

a. 初期

症见：患趾（指）喜暖怕冷，麻木，坠胀疼痛，多走则疼痛加剧，稍歇痛减，皮肤苍白，触之发凉，趺阳脉搏动减弱。

舌脉：舌淡，苔白腻，脉弦细。

治法：温阳散寒，活血通络。

处方：熟地黄15g、麻黄5g、鹿角胶10g、白芥子9g、肉桂12g、甘草9g、炮姜炭15g。

b. 中期

症见：皮肤干燥，毫毛脱落，趾（指）甲增厚变形，肌肉萎缩，趾（指）呈干性坏疽，口干欲饮，便秘溲赤。

舌脉：舌红，苔黄，脉弦细数。

治法：清热解毒，养阴活血。

处方：黄芪30g、石斛15g、当归20g、牛膝15g、紫花地丁15g、太子参15g、金银花15g、蒲公英15g、野菊花15g。

c.后期

症见：病程日久，坏死组织脱落后疮面久不愈合，肉芽暗红或淡而不鲜，倦怠乏力，口渴不欲饮，面色无华，形体消瘦，五心烦热。

舌脉：舌淡尖红，少苔，脉细无力。

治法：益气养阴。

处方：人参9g、生地黄15g、赤芍15g、黄芪30g、炙甘草9g、桑白皮15g、鳖甲15g、秦艽12g、茯苓15g、地骨皮12g、柴胡12g。

3.外治疗法

（1）未溃期：可选用油调膏外敷；亦可用当归15g、独活15g、桑枝30g、威灵仙30g。煎水熏洗，每日1次。

（2）已溃：溃疡面积较小者，可用上述中药熏洗后，外敷一效膏；溃疡面积较大，清除坏死痂皮，先除软组织，后除腐骨，彻底的清创术必须待炎症完全消退后方可施行。

（3）坏死组织清除术：待坏死组织与健康组织分界清楚，近端炎症控制后，可行坏死组织清除术，骨断面宜略短于软组织断面。

（4）坏死组织切除缝合术：坏死组织与正常组织分界清楚，且近端炎症控制后，血运改善，可取分界近端切口，行趾（指）切除缝合术或半足切除缝合术。

（5）截肢术：当坏死延及足背及踝部，可行小腿截肢术，坏疽发展至踝以上者，可行膝关节截肢术。

（6）血运重建术：采用开放手术或血管介入治疗恢复肢体的血流，改善肢体循环，阻止坏疽发生或降低截肢平面。

4.其他疗法

脱疽：动脉硬化性闭塞症患者可同时应用降血脂、降血压药物；糖尿病足患者应积极控制血糖，营养神经，防治感染，促进肢体血液循环的恢复；如患者出现剧痛，甚则彻夜难眠，有效的止痛治疗是治疗脱疽的重要措施，除使用哌替啶等止痛药物外，还可选用持续硬膜外麻醉。

5.预防调护

禁止吸烟，少食辛辣炙煿及醇酒之品；冬季户外工作时，注意保暖，鞋袜宜宽大舒适，避免外伤；患侧肢体运动锻炼可促进患肢侧支循环形成，每日运动3次。坏疽感染时禁用。

6. 病案举隅

患者王某，男，67岁，已婚，退休，2022年10月12日初诊。

［主诉］左下肢麻木、发凉、疼痛伴间歇性跛行6个月，加重1周。

［病案介绍］患者6个月前出现左下肢麻木、发凉、疼痛伴间歇性跛行，跛行距离约300m，未就诊，1周前天气转凉症状明显加重，就诊于当地医院。行彩超检查示：左侧股浅及腘动脉狭窄50%~70%。建议住院行经皮经腔血管成形术（PTA）治疗，患者及家属不同意，为求中医治疗来诊。症见：左下肢喜暖怕冷，麻木，疼痛，多走则疼痛加剧，跛行距离约100m，稍歇痛减，皮肤苍白，触之稍凉，跌阳脉搏动似可触及，舌质暗，苔薄白，脉细涩。

既往高血压病史7年，现口服降压药，血压控制理想，否认糖尿病史，吸烟史30余年，20支/d。

［西医诊断］左下肢动脉硬化闭塞症。

［中医诊断］脱疽。

［辨证］寒湿阻络证。

［治法］温阳散寒，活血通络。

［处方］熟地黄15g、鹿角胶10g、肉桂12g、甘草9g、炮姜炭15g、白芍25g、当归15g、川芎15g、延胡索15g、牛膝15g、甘草9g。

7剂，浓煎，100mL每日2次口服，每日1剂。

［注意事项］患肢保暖，嘱其戒烟，忌食辛辣食物，适当运动。

二诊：7d后复诊，患者自述左下肢麻木、发凉明显减轻，跛行距离约300m，皮肤略苍白，触之皮温可，跌阳脉搏动似可触及，舌质暗，苔薄，脉涩。再以上方加蜈蚣2条，增加通络止痛之功效。

三诊：7d后复诊，患者自述左下肢麻木、发凉、疼痛进一步减轻，跛行距离400~500m，皮温、皮色可，跌阳脉搏动似可触及，舌质暗，苔薄，脉弦。

［按语］西医学的血栓闭塞性脉管炎、动脉硬化性闭塞症和糖尿病足可参照脱疽治疗。血栓闭塞性脉管炎是一种动静脉的周期性、节段性、慢性炎症病变，是以血管腔发生闭塞，引起局部组织缺血，最后坏死致肢体末端脱落为病变过程的疾病。下肢动脉硬化性闭塞症是由于下肢动脉粥样硬化斑块形成，引起下肢供血动脉内膜增厚、

管腔狭窄或闭塞、病变肢体血液供应不足，继而引起下肢间歇性跛行、皮温降低、疼痛乃至发生溃疡或坏死的慢性进展性疾病。糖尿病足是指糖尿病患者由于合并神经病变及各种不同程度末梢血管病变而导致足部感染、溃疡形成和深部组织的破坏。本病例属单纯下肢动脉硬化性闭塞症，临床症状介于一、二期之间，治以温阳散寒，活血通络，处方为阳和汤合桃红四物汤加减，经治疗临床症状明显减轻，有效控制疾病进展，对延缓介入手术或截肢手术发生起到关键作用。

（二）股肿

股肿是指血液在深静脉血管内发生异常凝固而引起静脉阻塞、血液回流障碍的疾病。好发于下肢髂股静脉和股腘静脉，可并发肺栓塞和肺梗死而危及生命。相当于西医学的下肢深静脉血栓形成（DVT）。

1.病因病机

本病的病因主要是因为创伤或产后长期卧床，以致肢体气血运行不畅，气滞血瘀，瘀血阻于脉络，脉络滞塞不通，营血回流受阻，水津外溢，聚而为湿，而发本病。清代唐容川在《血证论》中指出："瘀血流注，亦发肿胀，乃血变成水之证。"清代吴谦所著《医宗金鉴·外科心法要诀》曰："产后闪挫，瘀血作肿者，瘀血久滞于经络，忽发则木硬不热微红。"较明确地指出了本病的病因和发病特点。

2.分期论治

（1）分期认识：根据DVT的病机演变及病性转化，笔者将DVT分为初、中、后三期。下肢DVT早期（急性期）表现为肢体广泛粗肿、胀痛、皮色暗红、皮温高等，易并发致命性肺栓塞；后期（慢性期）因深静脉瓣膜被破坏，患肢出现肿胀、色素沉着、湿疹样皮炎、慢性溃疡等下肢DVT后综合征，使患肢病残，影响人们的生活质量。目前，深静脉血栓的早期（急性期）治疗以溶栓、抗凝或手术取栓等治疗为主，已达成共识，但DVT的中、后期（慢性期）尚缺乏理想的治疗方案。DVT的慢性期可以并发DVT后综合征。根据文献统计，DVT的发生率为20%~50%。DVT急性期过后，DVT后综合征未出现前的治疗，日益引起临床学者的重视。笔者认为，此阶段是进一步改善病情、预防DVT复发及DVT后综合征发生的关键，故将其界定为DVT迁延期。在以上临床分期的基础上，将慢性期进一步分为迁延期（中期）和后遗症期（后期）。中期（迁延期）的临床表现为患肢轻度水肿，活动后出现肿胀、沉重感、皮色暗红，青筋怒张等。后期（后遗症期）表现为患肢青筋曲张、皮肤色素沉着、湿疹样溃疡、慢性皮炎等。

（2）分期治疗：

a. 初期

症见：发病较急，表现为下肢粗肿，局部发热、发红，疼痛，活动受限。

舌脉：舌质红，苔黄腻，脉弦滑。

治法：清热利湿，活血化瘀。

处方：金银花25g、当归15g、玄参15g、甘草9g、牛膝15g、茯苓15g、白芍15g。

b. 中期

症见：下肢肿胀，皮色紫暗，有固定性压痛，肢体青筋怒张。

舌脉：舌质暗或有瘀斑，苔白，脉弦。

治法：活血化瘀，通络止痛。

处方：丹参15g、红花15g、赤芍15g、当归15g、牡丹皮15g、桃仁9g、黄芪25g、鸡血藤15g、乳香9g、没药9g。

c. 后期

症见：表现为下肢肿胀日久，朝轻暮重，活动后加重，休息抬高下肢后减轻，皮色略暗，青筋迂曲，倦怠乏力。

舌脉：舌淡边有齿印，苔薄白，脉沉。

治法：益气健脾，祛湿通络。

处方：白扁豆15g、白术15g、茯苓15g、甘草9g、桔梗9g、莲子9g、人参9g、砂仁9g、山药15g、薏苡仁15g。

3. 外治疗法

（1）早期（急性期）可用芒硝加冰片外敷。

（2）中、后期（慢性期）可用中药煎汤趁热外洗患肢。

4. 西医治疗

一般治疗：绝对卧床、患肢抬高。

（1）溶栓：0.9%氯化钠注射剂100mL+尿激酶注射剂20万U，每日2次静点（1周）。

（2）抗凝：低分子肝素钙4100U每日2次皮下注射，1周后改为口服利伐沙班。

5. 其他疗法

（1）西医治疗深静脉血栓形成主张早期（72h内）手术取栓和溶栓及抗凝。

（2）对于急性肺栓塞和疼痛性股蓝肿应采用中西医结合方法积极抢救。

6. 预防调护

（1）高血脂患者饮食宜清淡。

（2）对高危患者（血液呈高凝状态）应适当服用活血化瘀中药或抗凝药物。

（3）术后患者应慎用止血药物，尽量早期下床活动，以利静脉血回流。

（4）患血栓性深静脉炎后，应卧床休息，略抬高患肢，1个月内不宜进行剧烈活动。

（5）发病后期可使用弹力绷带，以压迫浅静脉，促进静脉血回流。

7. 病案举隅

患者肖某，女，16岁，未婚，学生，2023年3月8日初诊（专家会诊）。

［主诉］双下肢轻度肿胀24h。

［病案介绍］患者2023年2月24日突发头痛、呕吐继而昏迷，行头CT检查示：脑出血。分别于2月24日、2月27日行两次脑室外穿刺引流术，2月28日行腰大池引流术，术后均常规应用止血药及持续卧床休息，3月7日发现双侧下肢轻度肿胀，彩超检查如图9示：双侧股总静脉血栓形成。请院内专家会诊。症见：双下肢轻度肿胀，舌质红，苔黄，脉滑。

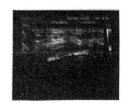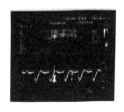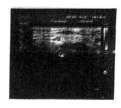

超声所见：

血管名称：	右股动脉	右腘动脉	右胫后动脉	右足背动脉
血管管径（mm）：	6.5	5.0	2.1	2.6
峰值速度（m/s）：	1.8	0.9	1.1	0.7
狭窄率（%）：	40-50			
血管名称：	左股动脉	左腘动脉	左胫后动脉	左足背动脉
血管管径（mm）：	5.1	4.2	2.5	2.4
峰值速度（m/s）：	1.2	1.0	0.9	0.7

右侧股总动脉管腔内可见低回声，范围约34.6mm×3.7mm，彩色血流充盈缺损，局部血流速度增快，余动脉内中膜光滑，动脉频谱形态及血流速度在正常范围。

血管名称：	右股总静脉	右股浅静脉	右股深静脉	右腘静脉
血管内径（mm）：	6.1	2.6	3.0	4.2
血管名称：	左股总静脉	左股浅静脉	左股深静脉	左腘静脉
血管内径（mm）：	6.2	2.6	2.6	3.7

双侧股总静脉管腔增宽，腔内见实性不均质低回声，探头加压管腔不能压瘪。CDFI显示病变段静脉内见少许不规则回心血流信号。余静脉管腔显示清楚，管径对称，内为无回声，CDFI显示上述静脉血流通畅，充盈良好，呈自发性血流。

超声提示：

右侧股总动脉阻塞样改变，建议进一步检查
双侧股总静脉血栓形成不除外，建议复查

图9 患者初诊双下肢动静脉彩超图

既往：2023年2月24日、2月27日行两次脑室外穿刺引流术，2月28日行腰大池引流术，否认其他重大疾病史。

〔西医诊断〕双下肢深静脉血栓形成。

〔中医诊断〕股肿。

〔辨证〕湿热下注证。

〔治法〕清热利湿，活血化瘀。

〔处方〕四妙勇安汤加味。

〔组成〕金银花25g、当归15g、玄参15g、甘草9g、牛膝15g、茯苓15g、白芍15g。

10剂，浓煎，100mL每日2次口服，每日1剂。

〔注意事项〕双下肢抬高，避免双下肢按摩挤压。

二诊：2023年3月17日复诊，双下肢均匀无肿胀，舌淡红，苔薄黄，脉滑。复查彩超结果如图10示：双下肢深静脉未见异常。原方继用1周。

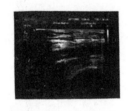

超声所见：

血管名称：	右股动脉	右腘动脉	右胫后动脉	右足背动脉
血管管径（mm）：	6.5	4.6	1.7	1.9
峰值速度（m/s）：	2.0	0.9	0.3	0.3
狭窄率（%）：	40~50			

血管名称：	左股动脉	左腘动脉	左胫后动脉	左足背动脉
血管管径（mm）：	5.2	3.5	1.7	2.0
峰值速度（m/s）：	1.4	1.0	0.7	0.5

右侧股总动脉附壁可见多发等回声，较厚处约3.0mm，彩色血流充盈变细，呈五彩镶嵌样，局部血流速度增快。左侧下肢动脉血管内径正常，内中膜不厚、光滑，未见明显斑块回声，动脉频谱形态及血流速度在正常范围。

血管名称：	右股总静脉	右股浅静脉	右股深静脉	右腘静脉
血管内径（mm）：	7.1	4.0	3.4	4.2
血管名称：	左股总静脉	左股浅静脉	左股深静脉	左腘静脉
血管内径（mm）：	6.3	3.5	3.1	3.7

双侧股总静脉、股浅静脉、股深静脉、腘静脉管腔显示清楚，管径对称，内为无回声，瓣膜显示清晰，管壁良好，探头加压后管腔消失。CDFI显示上述静脉血流通畅，充盈良好，呈自发性血流。

超声提示：

右侧股总动脉血栓形成可能性大，建议复查

双侧下肢深静脉未见明显异常

图10　患者复诊双下肢动静脉彩超图

〔按语〕股肿相当于西医学的下肢深静脉血栓形成，因血栓脱落可导致肺栓塞发生，危及生命，故临床尤为重视，在有手术适应证情况下，可选择下腔静脉滤器置入术及导管吸栓术。本病例为青少年女患，近期急性脑出血病史，无法正规抗凝治疗，考虑放置滤器及导管吸栓术术中、术后风险及并发症，单纯予中药清热利湿为主、活血化瘀为辅治疗。用药5d后双下肢肿胀缓解，双侧腓肠肌松软；10d后复查彩超示：双下肢深静脉未见异常。本病例充分展示了中医中药在治疗急危重症中的作用。

二、男科疾病

中医男科从启蒙到形成，经历了漫长的发展过程，早在《山海经》中记载"食之宜子孙"，认识到了某些药物与"种子"和"节育"有关。《黄帝内经》对男性泌尿生殖的描述较为详细，如《素问·上古天真论》中记载的"男子盛衰论"，即"丈夫八岁，肾气实，发长齿更；二八，肾气盛，天癸至，精气溢泻，阴阳和，故能有子……行步不正，而无子耳。"论述了男性的生长、生殖、发育和衰老等变化过程。到了《诸病源候论》中对男科疾病的论述独树一帜，专主虚论，认为男科疾病大多由肾虚引起。现代医家对男科疾病有了新的认识，徐福松认为中医所称的肾，不仅具有泌尿功能，而且具有生殖功能，肾在男科疾病中占主导地位；王琦对于男科疾病的治疗，主张古为今用，衷中参西，传承和守正的同时不断创新，对阳痿、早泄、慢性前列腺炎等疾病都有自己独到的见解；李曰庆认为男科疾病以肾虚为根本、肝郁为诱因、血瘀为核心，重视整体辨治、阴阳同调。

笔者多年来从事中医外科专业，认为男科疾病与"痈"关系密切，并结合古今医家对"肾"在男科疾病中的重要性论述，从"肾类痈"角度论治男科疾病如慢性前列腺炎、慢性附睾睾丸炎等，以该理论为指导，分享一些笔者对于男科疾病的见解，以期为男科疾病治疗提供一种新思路。

（一）慢性前列腺炎

慢性前列腺炎是指在病原体或某些非感染因素作用下，患者出现以骨盆区域疼痛或不适、排尿异常等症状为特征，多伴有焦虑、抑郁情绪和性功能障碍的一组疾病。流行病学调查表明其发病率为6%~32.9%，许多男性在一生中的某个阶段都会受到慢性前列腺炎的困扰，临床上以发病缓慢、病情顽固、反复发作、缠绵难愈为特点。本病属于中医学"精浊""淋证""白浊"等范畴。

1.以痈论治慢性前列腺炎理论基础

（1）慢性前列腺炎与痈的中医病因病机：

《医学心悟·赤白浊》云："浊之因有二种：一由肾虚败精流注，一由湿热渗入膀胱。"指出湿热为慢性前列腺炎发病的关键。患者由于过食肥甘等，酿生湿热，湿热从精道内侵而发为本病。《临证指南医案·淋浊》云："败精宿于精关，宿腐因溺强出，新者又瘀在里。"指出瘀滞是本病的发展趋势。总之，其基本病理变化为湿热内蕴，败精瘀阻，热胜肉腐化脓。

《灵枢·痈疽》："大热不止，热胜则肉腐，肉腐则为脓……故命曰痈。"《诸病源候论》卷三十三内痈候："内痈者，由饮食不节，冷热不调……壅结不散，热气乘之，则化为脓，故曰内痈也。"中医认为，痈多因外邪入里化热或过食肥甘所致，以"热"和"瘀"的致病作用为主。其病机为湿热壅滞，血瘀化热，热胜肉腐化脓。

因此，慢性前列腺炎与痈的病机均有湿热、血瘀、化热成脓的特点。

（2）慢性前列腺炎与痈的西医病因病机：慢性前列腺炎是指前列腺腺体在各种致病因素下引起的炎症性病变。其病因主要有充血（前列腺充血是主要原因）、尿路反流（常与结石有关）、应激性反应（与久坐、长期骑车及前尿道炎症有关）、感染（如上呼吸道感染、尿路感染、直肠炎症等）等。其中，前三者又为感染创造了条件，当致病菌入侵腺体后，即可发生炎性反应。

痈是指各种致病因素侵袭人体后引起的体表化脓性疾病。当致病菌入侵体表组织后，可引起血管反应、血管通透性增高、大量白细胞游出积聚病原微生物周围，从而导致炎症反应。

因此，两者不仅发病原因相似，且炎症反应所致的引流不畅和局部微循环障碍等发病机制也相似。

（3）慢性前列腺炎与痈的局部病理改变：现代研究表明，慢性前列腺炎初期，前列腺腺体充血、腺泡周围炎性反应，伴单核细胞及淋巴细胞浸润。腺泡及腺管的炎症反应可使腺管梗阻，分泌物郁积，引流不畅，直肠指检时前列腺肿胀、压痛，前列腺液黄稠、白细胞较多。这与痈的成痈期、化脓期邪毒炽盛，湿热蕴结，化热成脓，局部表现为热、肿、痛、流脓等症状相符合。

慢性前列腺炎后期，腺体大部分纤维化，腺管狭窄，炎症细胞浸润。直肠指检时见前列腺腺体平陷缩小、质软，前列腺液检查可见质稀量少，不易取出，卵磷脂小体显著减少。这与痈后期余毒未尽、正气已伤导致的脓水稀少等症状相似。

2. 慢性前列腺炎与肾关系密切，归属于肾类痈

《素问·上古天真论》云："肾者主水"，中医学认为肾为水脏，尿液的生成和排泄，与肾中精气的蒸腾气化直接相关，在维持体内津液平衡中起着关键的作用，慢

性前列腺炎临床常见尿频、尿急等症状，均与肾的气化功能失常有关。《素问·六节藏象论》云："肾者主蛰，封藏之本，精之处也"为"肾主生殖"的理论源头，肾精包括先天之精和后天之精，是人体生长、发育、生殖等各种功能活动的物质基础，由肾的气化功能产生，通过肾的封藏作用闭藏于体内。慢性前列腺炎病位主要在精室，中医学认为精室主要功能是产生、分泌、排泄精液，依赖于肾主生殖与肾主封藏功能。因此，肾的生殖、封藏功能失常，会影响前列腺相关功能。

基于以上论述，笔者认为慢性前列腺炎与痹在中医病因病机、西医病因病机与病理改变方面均相似，且与肾关系密切，因此可以将慢性前列腺炎归属于"肾类痹"范畴。

3. 分期论治

（1）分期认识：根据慢性前列腺炎的病机演变及病性转化，在"以痹论治"的指导下，笔者将慢性前列腺炎分为初、后两期。慢性前列腺炎初期以湿热瘀阻证为主要表现，多采用"消法"治疗，以消除湿热、消散瘀血为主；疾病到了后期，湿热、血瘀日久缠绵，导致气血亏虚，肾精亏虚加重，以肾虚证为主要表现，应用"补法"，根据肾阴阳偏衰，合理运用温补肾阳或滋补肾阴的方法。

（2）分期治疗：

a. 初期

症见：尿频尿急，灼热涩痛，淋漓不畅，会阴部、外生殖器区、小腹、耻骨区、腰骶、腹股沟及肛周坠胀或疼痛。指检前列腺体饱满、质硬、触痛明显，前列腺液黄稠，镜检每视野白细胞≥20个。

舌脉：舌红，苔黄腻，脉弦数或弦滑。

治法：清热利湿，祛瘀消痹。

处方：前列痹消方加减（川萆薢25g、生薏苡仁15g、石菖蒲10g、滑石5g、关黄柏20g、五灵脂10g、蒲黄10g、蒲公英15g、败酱草15g、王不留行10g、丹参10g、赤芍10g）。

b. 后期

症见：尿频尿急，尿后滴沥，腰膝酸软，精神萎靡，失眠多梦，阳痿或早泄。指检前列腺形态大小正常或缩小、质软，无压痛，前列腺液不易取出，镜检卵磷脂小体减少或消失、白细胞多或正常。

舌脉：舌淡红，苔少，脉细数。

治法：滋阴降火。

处方：前列痛补方加减（知母12g、黄柏12g、山茱萸12g、牡丹皮15g、熟地黄24g、泽泻9g、茯苓9g、山药12g、菟丝子15g、仙茅6g、枸杞子15g、淫羊藿10g）。

4.注重外治

中医外治法作为一种特色疗法，临床开展较为普遍，具有操作简单、毒副作用小、无耐药性及抗药性、远期疗效好等优势，笔者在临床治疗慢性前列腺炎也多倡导内外同治一体化疗法，在西医治疗和内服汤药基础上，给予中药保留灌肠、栓剂凝胶塞肛、前列腺按摩、针灸、中药坐浴、磁振磁电治疗、生物反馈和电刺激治疗等外治疗法，以加强其功效。

5.预防调护

慢性前列腺炎发病与患者生活习惯息息相关，对患者实施健康教育、调整患者饮食和生活方式。例如，科普疾病相关知识，限制饮酒和辛辣刺激食物，避免受凉、憋尿、久坐，适度体育锻炼，规律性生活，情志舒畅等。

6.病案举隅

（1）患者李某，男，36岁，已婚，司机，2022年6月8日初诊。

［主诉］下腹部及会阴部反复坠胀隐痛不适6个月余，加重1周。

［病案介绍］平素工作劳累，饮食肥甘厚腻，常有久坐憋尿习惯。半年前因一次长途开车后开始出现下腹部及会阴部坠胀隐痛不适，尿黄。曾就诊于某三甲西医院泌尿外科，经彩超及前列腺液常规检查后，门诊医生诊断为慢性前列腺炎，建议患者口服左氧氟沙星胶囊抗炎治疗，并嘱咐其注意休息，避免久坐，经治疗后，症状缓解。

1周前患者因食辛辣刺激性食物，小腹疼痛症状复发，口苦，口腔黏腻，伴尿道不适，小便色黄，阴囊潮湿，尿道口滴白。舌质暗红，苔黄腻，脉滑数。

肛门指诊检查：前列腺质地均匀，未触及结节，轻度压痛。

泌尿系彩超示：前列腺回声不均匀。

前列腺液常规：白细胞15~20/HP，卵磷脂小体（＋）；前列腺液细菌培养、支原体、衣原体培养菌为阴性。

尿常规：未见异常。

［西医诊断］慢性前列腺炎。

［中医诊断］精浊。

［辨证］湿热瘀阻证。

［治法］清热利湿，祛瘀消痈。

［处方］前列痛消方加减。

［组成］川草薢25g、生薏苡仁15g、石菖蒲10g、滑石5g、关黄柏20g、五灵脂10g、蒲黄10g、蒲公英15g、败酱草15g、王不留行10g、丹参10g、赤芍10g、生甘草10g。

14剂，100mL口服，每日1剂，分两次服用。配合中药保留灌肠每日1次；前列腺按摩，每周1次。

［注意事项］嘱其戒酒，忌食辛辣，忌憋尿，畅情志，避免久坐，保持正常性生活。

二诊：14d后复诊，患者自述会阴部坠胀不适症状明显减轻，阴囊潮湿及排尿症状改善，患者自述善太息，焦虑烦躁，舌淡红，苔薄白略腻，脉弦滑。再以上方加栀子10g、香附20g、郁金15g，以疏肝理气化火；加苍术15g、牛膝15g，以增加清热利湿之功。继服14剂；继续中药保留灌肠，每日1次；前列腺按摩，每周1次。

三诊：患者排尿症状及阴囊潮湿、疼痛不适基本消失。前列腺液常规：白细胞正常，卵磷脂小体（+++）。舌淡红，苔薄白，脉弦滑。

（2）患者张某，男，45岁，已婚，2022年10月12日初诊。

［主诉］尿不尽伴尿道口有白色分泌物溢出1年，加重3个月。

［病案介绍］1年前开始出现尿不尽伴尿道口有白色分泌物溢出，自服药物后症状稍有减轻，近3个月来症状加重，尿不尽，每次排尿均要重复3~5次，尿道口常有白色分泌物溢出，睡前尿意频繁，不能入睡，影响生活，遂来门诊就诊。症见：五心烦热，失眠多梦，腰膝酸软，头晕眼花，舌红，苔少，脉细数。理化检查未见明显异常。

［西医诊断］慢性前列腺炎。

［中医诊断］精浊。

［辨证］肾阴亏虚证。

［治法］滋阴降火。

［处方］前列痛补方加减。

［组成］知母12g、黄柏12g、熟地黄24g、山药12g、山茱萸12g、茯苓9g、泽泻9g、牡丹皮9g、仙茅6g、淫羊藿10g、麦冬15g、五味子15g、玉竹12g、酸枣仁20g。

21剂，100mL口服，每日1剂，分两次服用。配合栓剂塞肛每日1次。

［注意事项］嘱其忌食辛辣，忌憋尿，畅情志，避免久坐，保持正常性生活。

二诊：21d后复诊，患者自述尿道口滴白症状基本消失，尿不尽症状明显减轻，睡眠见好。

（二）慢性附睾睾丸炎

附睾睾丸炎是泌尿男性生殖系统常见的炎症性疾病，主要特点是附睾和（或）睾丸的疼痛及肿胀，可伴有发热等，多发生于中青年男性。睾丸有丰富的血管和淋巴，有较强的抗感染能力，所以单纯睾丸炎很少见，临床以慢性附睾睾丸炎最常见。目前国内无大规模的流行病学调查，美国一项调查结果显示，慢性附睾睾丸炎的患者占泌尿外科住院患者的14.8%。本病属于中医"子痈"等范畴。

1. 以痈论治慢性附睾睾丸炎的理论基础

（1）慢性附睾睾丸炎与痈的中医病因病机相似。慢性附睾睾丸炎，中医认为初期以湿热毒邪、痰瘀互结为主要病因病机，病久则累及肝肾，以肝肾两虚、气血不足为主。湿热下注于肝肾，壅阻肾子是其病理关键。综上所述，中医学认为慢性附睾睾丸炎发病多与正虚邪实、湿热毒邪、痰瘀互结的病机本质有关。

因此，慢性附睾睾丸炎与痈的病机均有湿热、正虚邪实，两者具有相似性。

（2）慢性附睾睾丸炎与痈的西医病因病机相似。西医常见3种病因：急性期间治疗不彻底而转变为慢性，先天性梗阻或后天性梗阻（包括手术因素）导致输精管阻塞，泌尿外科手术后逆行感染。此外，睾丸附睾创伤、长期置流导尿管、精索静脉曲张、尿道憩室结石等均可诱发慢性炎症反应。

因此，慢性附睾睾丸炎与痈在感染、炎症方面有着相似的发病机制。

（3）慢性附睾睾丸炎与痈的局部病理改变相似。西医认为，慢性睾丸附睾炎初期病理可见结缔组织水肿及白细胞浸润，后期纤维细胞增生使附睾睾丸组织纤维化，可见广泛的疤痕与附睾睾丸管道闭塞。这与痈的热、肿、流脓等局部病理改变相似。

2. 慢性附睾睾丸炎病位属肾，从属"肾类痈"范畴

古人认识到睾丸与"肾"有密切联系，将睾丸称为"外肾"，如《奇效良方》曰："颓疝者，外肾坚肿。"即指睾丸坚硬肿大。对睾丸的称谓还有"肾子"等，《外科证治全生集·阴证门》中云："子痈，肾子作痛而不升上，外观红色者是也，迟则成患，溃烂致命。"指出子痈主要症状为"肾子作痛"即睾丸疼痛。古代医家将睾丸归属于肾，认为发生于睾丸部位的疾病当从肾论治，因此将慢性附睾睾丸炎归属于"肾类痈"范畴。

3. 分期论治

（1）分期认识：笔者根据慢性子痈病机特点将其分为初期与后期。慢性子痈初期多由急性未彻底治愈转化而来，患者正气亏虚，痰湿素盛，痰瘀交阻于肾子，以痰瘀互结证为主要表现，治疗主要运用消法，理气活血，消散痰凝血瘀；慢性子痈后期病程日久、病势缠绵，耗伤气血，主要表现为气血亏虚证，治用补法，以补益气血为主。

（2）分期治疗：

a. 初期

症见：起病缓慢，睾丸坠胀，或胀痛或隐痛。附睾肿大，质地硬，压痛明显，睾丸、附睾界限清楚。

舌脉：舌淡，苔薄白或有瘀点，脉弦细或细涩。

治法：理气活血，化痰散结。

处方：子痈消方加减（荔枝核20g、橘核20g、乳香9g、没药9g、海藻15g、昆布15g、赤芍15g、肉桂6g、蒲黄12g、五灵脂9g、干姜6g、延胡索20g、小茴香15g、蒲公英12g）。

b. 后期

症见：子痈失治误治，成脓破溃，脓液清稀。伴头晕乏力，面色不华。

舌脉：舌淡，苔薄白，脉细弱。

治法：补益气血。

处方：子痈补方加减（人参10g、白术15g、茯苓15g、当归15g、熟地黄15g、白芍15g、川芎15g、炙甘草10g）。

4. 预防调护

（1）患者平时进行各种活动时注意避免睾丸、阴囊损伤。

（2）注意保持外阴清洁，节制性生活。

（3）忌食辛辣醇酒厚味，饮食宜清淡，必要时可辅以中药熏洗热敷。

5. 病案举隅

患者王某，男，43岁，2023年2月8日初诊。

［主诉］左侧阴囊部坠胀不适3个月。

［病案介绍］近3个月以来，左侧阴囊部坠胀不适，有时可牵连左侧腹股沟及小腹。曾自服抗生素治疗，效果不明显，遂来门诊就诊，现症见：左侧阴囊坠胀不适，

精神倦怠，饮食可，睡眠差，大小便正常。舌质暗有瘀点，苔薄白，脉弦涩。阴囊彩超显示左侧附睾睾丸回声不均匀，触诊可见硬性结节，血、尿常规均无明显异常。

［西医诊断］慢性附睾睾丸炎。

［中医诊断］子痈。

［辨证］痰瘀互结证。

［治法］理气活血，化痰散结。

［处方］子痈消方加减。

［组成］荔枝核20g、橘核20g、乳香9g、没药9g、海藻15g、昆布15g、赤芍15g、肉桂6g、蒲黄12g、五灵脂9g、干姜6g、延胡索20g、小茴香15g、蒲公英12g、远志12g。

14剂，100mL口服，每日1剂，分两次服用。

［注意事项］注意保护阴部，避免睾丸、阴囊损伤，注意保持外阴清洁，节制性生活。忌食辛辣醇酒厚味，饮食宜清淡。

二诊：14d后复诊，不适症状减轻，患者仍有睡眠差，加合欢皮20g、首乌藤20g，继服14剂。

三诊：患者复诊自觉症状明显好转，触诊硬结缩小，继服上方14剂以巩固疗效，14d后电话回访，患者已无不适，阴囊彩超未见明显异常。

［按语］患者阴囊部不适3个月有余，阴囊彩超显示左侧附睾睾丸回声不均匀，触诊可见硬性结节，血、尿常规未见明显异常，故诊断为慢性附睾睾丸炎。患者阴囊部坠胀不适，舌质暗有瘀点，脉弦涩，说明体内有痰瘀互结之象，用荔枝核、乳香、没药、赤芍、五灵脂、蒲黄、延胡索以理气活血，散结止痛；加橘核、海藻、昆布以消痰软坚散结；患者精神倦怠说明阳气不足，加干姜、肉桂、小茴香以温阳散寒；患者睡眠差，加远志以安神定志。

（三）男性勃起功能障碍

男性勃起功能障碍是指阴茎持续至少6个月不能达到或维持充分的勃起以完成满意的性交。目前，国内勃起功能障碍的患病率达26.1%，并呈逐年上升趋势，是男科常见病、多发病。本病属中医学"阳痿"等范畴。中医药防治本病历史悠久，疗效确切，故分享一些笔者对本病论治的见解。

首先，笔者认为男性勃起功能障碍与心、肝、脾、肾多脏腑的功能失调有关，其病因病机包括血瘀、肾虚、肝郁、湿热等，其中以血瘀为核心病机，贯穿疾病始终；肾虚为本病的发展趋势，湿热、肝郁为本病的特点，在疾病的发生、发展中多兼夹存在。其次，本病的发生往往与糖尿病、心脑血管疾病、高血压等多系统疾病密切相关，应重视整体论治，积极治疗患者的基础疾病，从而降低阳痿的发病率，提高临床疗效。最后，勃起功能障碍患者常伴有焦虑、抑郁等负面情绪，在运用疏肝药物的同时，适当的心理疏导也是非常必要的。

综上所述，本病的治疗需辨明病位，分清虚实，抓住血瘀的核心病机，以活血化瘀、通络起痿为治疗原则，同时重视患者身体疾病与心理健康，做到整体论治、身心同治。

病案举隅：

患者孙某，男，37岁，已婚，2023年12月27日初诊。

[主诉]勃起硬度下降6个月。

[病案介绍]患者自述近6个月出现勃起功能下降，勃起不够充分，难以完成房事，工作压力大，酗酒嗜烟，缺乏体育锻炼。自服他达拉非片后阴茎勃起，可以完成房事，停药后症状反复，久之性欲下降，晨勃减少，夫妻感情不和。刻下见：腰膝酸软，心情焦虑抑郁，纳可，夜眠差，二便正常。舌质暗，边有瘀斑，苔薄白，脉弦细。

[西医诊断]勃起功能障碍。

[中医诊断]阳痿。

[辨证]肝郁肾虚。

[治法]疏肝活血，补肾兴阳。

[处方]丹参20g、北柴胡15g、白芍15g、枳壳15g、香附10g、郁金10g、远志10g、山萸肉15g、仙茅10g、淫羊藿15g、肉苁蓉15g、地龙10g、水蛭3g、蜈蚣2g、刺蒺藜10g、黄精20g。

14剂，100mL口服，每日1剂，分两次服用。同时对患者进行心理疏导，消除患者抑郁情绪。

[注意事项]适劳逸，节房劳，勤锻炼，畅情志，强调夫妻双方要多相互关心鼓励。

二诊：患者自述服药后阴茎勃起，阳事渐兴，性欲尚可，晨勃偶有，腰膝酸软症状好转，睡眠欠佳。上方去仙茅，加石菖蒲10g、五味子15g，继服14剂。

三诊：患者阳事恢复正常，性欲好转，行房4次，硬度可。

[按语]该患者中青年男患，无糖尿病、高血压等基础疾病，平素工作压力大，

酗酒嗜烟，缺乏体育锻炼，导致情志不遂，日久导致肝失疏泄，肝气郁结，不能灌溉宗筋，而出现阳痿。腰膝酸软为肾虚表现，因此辨证为肝郁肾虚证。方中柴胡、白芍、枳壳、香附、郁金、刺蒺藜疏肝解郁；丹参活血，配合远志以安神定志；地龙、水蛭、蜈蚣通经活络；山萸肉、仙茅、淫羊藿、肉苁蓉、黄精以滋补肾阴肾阳。全方共奏疏肝活血，补肾兴阳之功。

三、乳腺疾病

中医对乳房疾病诊治的记载最早可追溯至夏商周时期，多见于中医外科、妇科著作以及相关的方书、类书和丛书。在殷墟甲骨文中就有关于乳房疾病的记载，其中就有关于"奶执"是指乳头堵塞不通，产后乳头堵塞不通，就可能影响哺喂婴儿。在魏晋南北朝至元朝时，《圣济总录·痈疽门·乳痈》对冲任二脉与乳房的关系做了极其重要的论述，强调妇人"以冲任为本，若失于将理，冲任不和，阳明经热，或风邪所客，则气壅不散，结聚乳间，或硬或肿，疼痛有核"。在清朝时期《女科精要》中述："妇人不知调养，有伤冲任，且忿怒所逆，郁闷所遏，浓味所酿，以致厥阴之气不行，阳明之血热甚。或为风邪所容，则气壅不散，积聚乳间，或硬或肿，疼痛有乳核，渐至皮肤肿，寒热往来，谓之乳痈。"清代高憩云在《外科医境·乳岩乳痰乳癖》中，对乳岩、乳痰、乳癖做了鉴别诊断："凡乳岩一症，多系孀妇室女……忧郁伤肝，思虑伤脾而成……然予三十年内，所见乳岩症不下一百有奇，其间偶有一二苟延岁月，竞得终其天年者，其故何哉？"在《外证医案汇编·乳胁腋肋部》中指出："乳症，皆云肝脾郁结，则为癖核，胃气壅滞则为痈疽。"又云："鄙见治乳症，不出一气字定之矣。脾胃土气，塞者为壅；肝胆木气，郁则为壅；正气虚则为岩，气虚不摄为漏，气散不收为悬；痰气凝结为癖为核，气阻络脉乳汁不行或气滞血少，涩而不行。"马培之在《马培之外科医案》中认为"乳头为肝肾二经之冲"，指出乳核和乳岩的病因是截然不同的："乳岩、乳核，男女皆有之，惟妇人更多……痰气凝滞则成核，气火郁结则成岩。"综合历代医家所述，乳房疾病的病因病机主要由肝气郁结、胃气壅滞、冲任失调所引起的乳房的病理变化，上述病因病机均有经络、气血壅遏不通之义。

笔者从事中医外科专业近40年，继承并发扬周老"以痈论治"的学术思想，认为乳腺增生与肉芽肿性乳腺炎具有共同的病机，即气血"壅"滞。乳腺增生属于乳癖的范畴，病因病机多因肝郁气滞、痰凝血瘀、冲任失调多见，而肉芽肿性乳腺炎在中医外科中属于粉刺性乳痈的范畴，多因气滞热壅，热盛肉腐所致，正属于"痈疽"致病的范畴，为此笔者应用消、托、补三法结合共同的病因病机对乳腺疾病进行辨病、辨证、分期论治，临床上取得很好的治疗效果，为中医中药在乳腺疾病的治疗中提供了新的学术指导思想。

（一）乳腺增生病

乳腺增生病不是肿瘤，也不是炎性改变，而是一种较为常见的良性乳腺疾病，是由于乳腺实质和间质增生及复旧不全所导致的乳腺正常结构紊乱。在一些文献中称之为乳腺腺病、纤维囊性乳腺病、乳腺纤维囊性改变等。流行病学调查表明其发病率占乳房疾病的75%，常见于25~45岁中青年女性。本病属于中医学"乳癖""乳中结核"等范畴。

1.乳癖病从属于"痈"的病因病机

乳房与脏腑的关系中，乳头属肝，乳房属胃，而肝主疏泄，喜条达而恶抑郁，当机体恼怒伤肝，则会肝气郁结，气机阻滞，郁结在乳房脉络，乳络经脉阻滞不通，气滞血瘀，则"不通则痛"而出现乳房疼痛。而肝郁日久则会化热，热则炼液为痰，痰瘀互阻，阻于乳络，则生乳癖，而冲任二脉，起于胞宫，气血上行于乳，下行为经，肾与冲任二脉并行，若肾虚，冲任失调，气血瘀滞，积聚于乳房，而发为乳癖。因此，乳癖的病因病机在《释名》中也有这样的表述："痈，壅也，气壅否结里而溃也。"两种疾病的病因病机具有气血壅滞的共性。

2.乳腺增生的病理学改变从属于"痈"的病理学改变

乳腺的良性增生病变是乳腺上皮增生性病理改变。临床上可以包括各种腺病、大汗腺病变、硬化性病变、囊肿性病变，也可以包括导管内增生性病变，甚至各种腺瘤。上述病变在镜下可表现为乳腺导管的密集排列，被覆单层腺上皮细胞，细胞质呈明显嗜酸性粗粒状，细胞核圆形–卵圆形，部分腺腔内充满嗜酸性浓缩性分泌。因此，乳腺增生镜下病理改变，符合中医理论上"痈者，壅也，气壅否结里而溃也"的乳络不通之意。

综上所述，不论从乳癖的中医病因病机还是乳腺增生的病理镜下改变，均具有"痈，壅"的共性。因此笔者以"痈"论治乳腺增生病，"痈"通"壅"，不通则痛，按照乳腺增生病的分期，初期采用疏肝理气，开郁消癖的方法论治；中期采用疏肝降火，消癖止痛的方法论治；中后期应用化痰散结，活血祛瘀治疗痰凝血瘀证，后期应用调摄冲任，补肝益肾的方法治疗肝肾不足、冲任失调之证。

分期治疗：

（1）初期：肝气郁结。

症见：多见于青年妇女，乳房胀痛和（或）伴有肿块随情绪消长，胁肋胀痛，时痛时歇，情绪波动时加重，情绪低落或脾气暴躁；食欲不振、腹胀、腹泻等脾胃不和表现；月经不调，经血量或多或少等，部分患者还可能会伴有痛经。

舌脉：舌淡，苔薄白或黄，脉弦或弦滑。

治法：疏肝理气，开郁消癖。

处方：柴胡疏肝散加减（陈皮10g、柴胡10g、川芎6g、香附6g、枳壳6g、芍药6g、甘草5g）。

（2）中期：肝郁化火。

症见：乳房胀痛或刺痛、急躁易怒，胸胁胀痛，失眠多梦，心烦，眩晕，头痛，可连及眉骨、眼眶和前额部位，眼珠胀痛，面红目赤，耳鸣耳聋，口苦口干，嘈杂吞酸，便秘尿黄等，女性还可伴有月经不调。

舌脉：舌红，苔黄，脉弦。

治法：疏肝降火，消癖止痛。

处方：化肝煎加减（陈皮10g、青皮10g、芍药10g、牡丹皮8g、炒栀子8g、土贝母8g）。

（3）中后期：痰凝血瘀。

症见：乳房胀痛或刺痛，肿块多呈片块状，边界不清，质地较韧。行经不畅，经血量少，色暗红，夹有血块，少腹疼痛。

舌脉：舌质暗红，或有瘀斑，苔薄黄或腻，脉弦滑或涩。

治法：化痰散结，活血祛瘀。

处方：逍遥蒌贝散合血府逐瘀汤加减［柴胡10g、当归10g、白芍10g、茯苓10g、白术12g、瓜蒌5g、贝母10g、法半夏10g、制南星10g、生牡蛎（先煎）30g、山慈姑15g、桃仁10g、红花10g、当归10g、生地黄10g、川芎5g、赤芍5g、牛膝5g、桔梗5g、枳壳5g、甘草5g］。

（4）后期：冲任失调。

症见：多见于中年妇女，乳房胀痛和（或）伴有肿块，经前症状加重，经后症状减轻。伴有腰酸乏力，精神疲倦，食欲不振，眩晕耳鸣，烦躁不安，月经不调，经量减少而色淡，甚则闭经等。

舌脉：舌质淡、苔薄白或少苔，脉沉弱或沉细。

治法：调理冲任，补肝益肾。

处方：二仙汤合二至丸加减（仙灵脾15g、仙茅15g、巴戟天10g、当归15g、知母10g、黄柏10g、旱莲草20g、女贞子15g）。

3. 注重外治

（1）耳穴贴敷法：将王不留行籽贴于耳部较强反应点。留穴按摩，以通络止痛，安神助眠。每日3次，每次按摩2min。每3d更换1次，2周为1个疗程。

（2）三才配穴理疗：运用乳腺治疗仪，根据中医辨证，选用穴位组合，对乳腺进行局部治疗，10d1个疗程，治疗3～5个疗程。

（3）推拿疗法：常用的穴位有内关、公孙、三阴交、阴陵泉、足三里、膻中、乳根、手三里、背俞穴、太溪、阿是穴等穴位，用揉法、点法、按法、提拿法、按揉法等手法治疗。

4. 预防调护

乳腺增生病与患者的情绪及生活作息密不可分，首先建议患者保持心情舒畅，避免不良情绪，规律作息，劳逸结合；其次建议患者在饮食上控制高脂食物摄入，合理饮食，多食新鲜果蔬；针对高危人群要定期体检、筛查，及时治疗相关妇科及相关内分泌疾病。

5. 病案举隅

患者赵某，女，32岁，未婚，2022年6月8日初诊。

［主诉］双乳疼痛反复发作3年，加重4个月。

［病案介绍］患者自述3年前无明显诱因开始出现双乳疼痛，反复发作，经前加重，2019年6月某三甲医院诊断为乳腺增生。自服药物后症状略有减轻，效果不佳，近4个月来因家庭琐事导致情志不遂，心烦易怒，继而双乳疼痛症状加重，偶有刺痛，严重影响工作及生活，遂为求中医治疗来诊。症见：双乳疼痛，伴入睡困难，多噩梦，自述情绪发作时，头痛连及眉骨，晨起口干口苦尤甚，饮水后稍缓解。月经不畅，夹有血块。食可，小便调，大便秘，2~4日1行。舌红，苔黄，脉弦。查体：双乳大小对称，双乳均可扪及大小不等结节，质稍韧，边界欠清晰，触痛明显，无乳头凹陷，无异常分泌物，双侧腋下未触及异常。彩超示：双侧乳腺增生；理化检查未见明显异常。

［西医诊断］乳腺增生。

［中医诊断］乳癖。

［辨证］肝郁化火证。

［治法］疏肝降火，消癖止痛。

［处方］化肝煎加减。

［组成］陈皮10g、青皮10g、芍药10g、牡丹皮8g、炒栀子8g、土贝母8g、三七末6g、夏枯草10g、天花粉10g、酒大黄3g、酸枣仁15g、合欢花10g、甘草5g。

14剂，100mL口服，每日1剂，分别于早饭前晚饭后温服。

［注意事项］嘱其忌食辛辣，忌食油腻；规律作息，避免熬夜；避免不良情绪。

二诊：半个月后复诊，患者自述服药后乳房疼痛及触痛症状明显减轻，心情较前好转，口干口苦症状减轻，但晨起仍略有不舒，饮水后可缓解，睡眠较前好转，多梦及噩梦症状有所缓解，头痛减轻，便秘较前改善，每日1行。

［按语］现在年轻人面临着很多压力，易焦虑和紧张，长期的睡眠不足、缺乏身心锻炼及长期处于久坐状态，更易引起身体不适和焦虑、抑郁等情绪。该患者患病日久，因情志不畅，肝气郁结，继而郁而化火，气火升腾所致。"痈"是指气血遭到热毒而凝滞，壅塞不通，继而出现痈疮，"痛"通"壅"。笔者以"以'痈'论治"这一理论为指导。应用化肝煎以疏肝降火，消癖止痛治疗肝郁化火型的乳腺增生病，收效颇佳。本方中，陈皮和青皮疏肝解郁、破气；牡丹皮和炒栀子清热活血；芍药柔肝止痛，平抑肝阳；土贝母清热；酒大黄泻火通便，引药下行，导火外泻；天花粉生津止渴，清热；夏枯草清热散结；酸枣仁、合欢花针对失眠多梦，养心、开郁安神。甘草调和诸药，诸药合用，肝气得舒，肝火得泻，使得气顺痛减，通则不痛，共奏疏肝降火，消癖止痛，开郁安神之功效。

（二）肉芽肿性乳腺炎

肉芽肿性乳腺炎是一种以乳腺小叶为中心、非干酪样坏死性肉芽肿为主要病理特征的慢性炎症性疾病。临床表现为乳房外周起病的疼痛性肿块，进展迅速，脓成后形成复杂性窦道，溃后经久不愈，部分患者可伴见肢体结节性红斑、发热等全身症状。又称为乳腺肉芽肿性炎、特发性肉芽肿性乳腺炎等。好发于产后女性，多在非哺乳期及非妊娠期。其发生可能与产后乳汁淤积诱发局部免疫反应和超敏反应、妊娠史、精神病类药物或避孕药物的应用、垂体微腺瘤史、高泌乳血症等有关。针对肉芽肿性乳腺炎，在中医典籍中无与之相对应的病名。根据其临床表现，既往将肉芽肿性乳腺炎归属为"疮疡"或"粉刺性乳痈"的范畴。

1. 粉刺性乳痈从属于"痈"的病因病机

中医典籍及近现代中医外科专著对本病的明确记载少之又少，但在明代周文采

《外科集验方·乳痈论》上有载："夫乳痈者，内攻毒气，外感风邪，灌于血脉之间，发在乳房之内，渐成肿硬，血凝气滞或乳汁宿留，久而不散结成痈疽。"丹溪云："乳房所属阳明胃经，乳头所属厥阴肝经。阳明之经血热则化为脓。"肉芽肿性乳腺炎从属中医粉刺性乳痈的范畴，患者既往多有哺乳障碍史或者素有乳头内陷甚则畸形，平素患者情志抑郁不畅，肝郁气滞，营气不从，经络阻滞，气血瘀滞，聚结成块，郁蒸肉腐而酿脓，因此符合"痈"的病因病机。

2. 肉芽肿性乳腺炎的现代病理学改变从属于"痈"的病理学改变

肉芽肿性乳腺炎是以乳腺组织肉芽肿形成为主要病理表现的乳腺慢性炎症，主要侵犯乳腺小叶，故也常称为肉芽肿性小叶性乳腺炎。该病在临床并不多见，由KESSLER等在1972年最先报道，近年来发病率有所上升。光镜下，见乳腺小叶结构尚有轮廓，低倍观察乳腺小叶有多数肉芽肿，有的相互融合。高倍观察有异物型多核巨细胞、上皮样细胞、嗜酸性细胞、中性白细胞、淋巴细胞等构成肉芽肿病灶。镜下所见是乳腺组织慢性炎症，肉芽肿散在或大片坏死性融合，可见多核巨细胞反应，淋巴细胞及单核细胞浸润，部分可见嗜酸性粒细胞浸润、多伴有脓肿形成。因此肉芽肿性小叶性乳腺炎的病理改变符合"痈"，即化脓性疾病的病理改变。

综上所述，肉芽肿性小叶性乳腺炎，无论从中医的病因病机还是西医的病理学改变，均和"痈"具有共同的致病病因病机，因此对肉芽肿性乳腺炎的治疗，可以以"痈"论治。

3. 分期论治

（1）分期认识：笔者根据粉刺性乳痈的病机特点将其分为初期、中期（脓肿期）与后期（溃后期）。初期，因异物郁积、外感邪毒、情志不畅、外伤等病因导致乳房局部气血运行不畅，成"壅"，初期宜用消法，"以消为贵"通过消散的方法使有形之邪渐消缓散。中期，因"壅"失治，郁而化热，热盛则成"痈"。故"以托为法"，扶正祛邪，补益气血以托毒外出，以免毒邪内陷。后期，因病程日久，缠绵不愈，伤津耗气，机体无力托毒生肌，则导致肿疡难溃难消，故"以补为宜"，培补正气以助新生，促进康复。

（2）分期论治：

a. 初期

症见：乳头凹陷或有粉刺样物溢出，或患处有外伤史，患部漫肿，皮色不变，肤温不高或略高，口中不渴，发热或不发热，二便正常。

舌脉：舌淡，苔薄白或薄黄，脉沉或迟。

治法：温阳消肿，疏肝行气。

处方：阳和汤加减（熟地黄20g、肉桂5g、麻黄5g、鹿角胶10g、白芥子10g、姜炭10g、生甘草10g、蒲公英10g、柴胡10g、郁金20g、青皮15g）。

b. 脓肿期

症见：局部表现为疮形已成，但漫肿无头，疮色不红，化脓迟缓，局部僵硬肿块或红肿破溃，怕冷或伴有四肢关节结节红斑，饮食欠佳，小便调，大便可。

舌脉：舌质淡红或红，舌苔薄黄，脉弦。

治法：托里透脓，调和营血。

处方：透脓散加减（生黄芪35g、川芎15g、当归15g、黑顺片10g、白术15g、皂角刺10g、郁金20g、木香10g）。

c. 溃后期

症见：溃后脓水清稀，伤口久不愈合，或局部肿块，伴疲倦乏力、食少纳呆。

舌脉：舌淡，苔白或腻者，脉细弱。

处方：参苓白术散合六君子汤加减（党参20g、白术15g、白扁豆20g、陈皮15g、山药15g、炙甘草10g、莲子10g、桔梗10g、茯苓20g、浙贝母10g、柴胡15g、白芍15g）。

4. 注重外治

常用雷火灸和外敷回阳玉龙膏。雷火灸可用于治疗肉芽肿性小叶性乳腺炎，刺激经络，促进血液循环，加速病灶修复。常用的穴位包括足三里、足五里、委中、神阙、天突等。需注意，雷火灸刺激性较强，孕妇、高血压患者、心脏病患者等应慎重选择。另外，可用回阳玉龙膏外敷治疗。回阳玉龙膏的主要成分有酒大黄、干姜、肉桂、赤芍、胆南星等多种中药材，具有温阳散结、消肿止痛的作用。使用回阳玉龙膏时，应注意保持乳房清洁卫生，避免磨擦、碰撞等刺激，避免使用过热过冷的水洗涤，避免穿紧身衣物等，以免影响疗效。此外，若对外用药过敏者，忌用。

5. 预防调护

首先，要做好情绪管理，情绪不稳定是引发乳腺疾病的重要因素。因此，建议通过适当的运动、放松心情、调整作息等方法来缓解情绪压力。其次，饮食调理，建议多吃富含维生素、矿物质的食物，如蔬菜、水果等。同时，避免过度食用辛辣、油腻、刺激性食物，以免刺激乳腺、加重炎症；适量的运动可以促进乳腺的血液循环，改善气血运行，缓解乳腺炎症；也建议定期进行乳腺检查，及时发现和治疗乳腺疾病。

6. 病案举隅

患者李某，女，30岁，2022年5月5日初诊。

［主诉］右乳肿痛2个月伴破溃流脓1周。

［病案介绍］患者自述于2个月前发现右乳肿块并伴疼痛，肿块大小如大枣样，遂患者就诊于当地妇婴医院乳腺门诊，门诊医生完善彩超检查后，建议患者行右乳肿物穿刺活检术。经穿刺病理诊断为：肉芽肿性乳腺炎，门诊医生建议患者口服或者静脉静点抗菌药治疗，患者经1周抗炎治疗后，局部肿块未见缩小，反而逐渐增大，患者再经朋友介绍就诊于一中医诊所，口服中药及外敷膏药治疗，经治疗后肿块处皮肤变红。1周前，右乳患处皮肤开始破溃流脓，患者为求系统诊治就诊于笔者医院门诊。症见：右乳红肿，疼痛，局部皮肤破溃，流有脓性分泌物，时有低热，口干，口渴，饮食欠佳，失眠，小便可，大便2d 1行。

专科检查：双乳对称，左乳如常，右乳乳头稍内陷，右乳红肿，红肿皮肤范围5cm×5cm，局部皮肤两处破溃，可见少量脓液渗出，触诊右乳肿块范围约6cm×5cm，皮温高，质地较韧，局部按之略有波动感。右腋下可触及肿大淋巴结，左侧腋窝未触及明显异常。

辅助检查：乳腺彩超示：①右乳炎性改变，局部脓肿形成（BI-RADS 4A类）；②右腋窝淋巴结肿大；③右腋下淋巴结肿大。

舌脉：舌质暗红，苔薄腻，脉细。

［西医诊断］肉芽肿性乳腺炎。

［中医诊断］粉刺性乳痈。

［辨证］成脓期证。

［治法］益气托毒。

［处方］托里消毒散加减。

［组成］人参10g、黄芪30g、当归10g、川芎10g、白芍10g、炒白术10g、茯苓10g、金银花10g、白芷10g、甘草5g、蒲公英10g、炒麦芽10g、山楂10g、合欢花10g、柏子仁10g。

14剂，100mL口服，每日1剂，早饭前晚饭后温服。

［二诊］右乳肿块范围变小，局部疼痛减轻，局部皮肤较前变软，纳眠较前改

善，大便难症状较前改善，2d 1行。舌质红，苔薄黄，脉弦细。

专科查体：右乳肿块范围约5cm×5cm，仍质韧，触之疼痛明显，局部皮色色红，破溃口流脓，局部波动感较前明显。

处置：予在超声引导下行洞式负压清创引流术+负压吸引洞式清创法。

[按语]笔者基于"以痈论治"这一理论为指导。应用托里消毒散加减以补益气血，托里透脓，治疗成脓期的粉刺性乳痈，收效颇佳。本方中，人参、黄芪益气强身，托毒外出；川芎、当归活血，有效改善血液循环，辅以白芍、白芷缓解疼痛；金银花、蒲公英清热解毒消肿，有助于改善炎症和肿胀；炒白术、茯苓健脾，辅以炒麦芽、山楂健脾开胃，缓解患者纳差；合欢花解郁安神、解毒止痛；柏子仁养心安神兼以润肠；配合甘草调和药性，诸药合用，共奏补益气血、托毒消肿止痛等多种功效，又配以负压吸引洞式清创法引流术，使病程缩短，保证乳房外形，避免乳房严重的创伤。

第二节　以痈论治心病经验及病案举隅

中医对心病的认识经过了数千年的发展历程。"胸痹""心痛""胸痹心痛""厥心痛""真心痛"这些与心脏疾病相关联的词汇和概念，都随着时间推移而不断演变着。中医对病症的认识、治疗及相关的发病原因、病理机制、治则治法有着诸多研究与记载。历史文献揭示了当时的医疗行业对于疾病的理解深度与广度，它们包含着独特的时间、地点元素内涵及外延。从春秋战国开始至近现代对心病的解读方式各异且随时间变化而演变；随着时间的推移、空间的转换，每个时代都有杰出的医生深入研究并发扬先贤遗志，从而使他们对于特定病情的研究得以不断继承、丰富、创新和发展。例如东汉张仲景在《金匮要略·胸痹心痛短气病脉证治》中记载"九痛丸"可治九种心痛；晋葛洪《肘后备急方》提出"久心痛"；唐代孙思邈《千金要方》记载九种心痛："一虫心痛，二注心痛，三风心痛，四悸心痛，五食心痛，六饮心痛，七冷心痛，八热心痛，九去来心痛，此之谓九痛。"金元时期，主张火热学说的四大家之一——刘完素，把厥心痛分为"寒厥心痛""热厥心痛""大实心痛"3种，相关医学术语不断地推陈出新。

心病如胸痹和心痛的发生通常是由于正气亏虚，加之饮食不节、情志不遂、寒邪入体等因素诱发，以气滞、痰浊、寒凝、瘀血等病理产物瘀阻心脉，从而引发以膻中部位或左胸部发作性憋闷、压迫性疼痛或刺痛为主要临床表现的一种病症。传统医学认为其病机以阳虚寒凝为主，即所谓阳微阴弦。同时，古代医家也注意到痰浊、瘀血、外邪等对心病的影响，亦有相关论述。在治则方面，各个历史阶段有不同的观点：汉唐时期认为寒凝气滞是疾病的病机，治法多采用温阳散寒法，处方多使用温里、行气、补益之药。宋元时期注重阳虚，治疗着重在内寒而非外寒，处方多使用温里、活血、行气之药，宣降肺气以通调气机，化痰祛湿，佐以行气、活血、化痰之法，攻补并行，标本兼治。明清时期明确血瘀气滞引发胸痹心痛，处方多使用活血、行气、化痰之药，治疗侧重行气，以行气活血化痰为主。

冠状动脉粥样硬化性心脏病（冠心病）

冠心病是冠状动脉粥样硬化性心脏病的简称，其病理机制是冠状动脉内膜上由脂质和复合糖类积聚、纤维组织增生以及钙质沉着形成的斑块在冠状动脉中形成阻塞甚至闭塞，造成心肌细胞的供血不足而发生的一系列心脏病症。冠心病归属于中医"胸痹心痛""真心痛""卒心痛""厥心痛"范畴，其主要病机为心脉痹阻，与西医中斑块在冠状动脉中形成阻塞甚至闭塞相呼应。

1.冠心病从属"心类痈"范畴

冠心病与痈的病因病机相似：临床研究发现，痰瘀贯穿冠心病的病程全程。有研究结果表明，冠心病不同发展阶段的实证以血瘀、痰湿为主。尤在泾《金匮要略心典·胸痹心痛短气病脉证治》第九记载："阳痹之处，必有痰浊阻其间耳。"杨士瀛《仁斋直指方（附补遗）·心气》卷六曰："心之正经，果为风冷邪气所干，果为气、血、痰、水所犯，则其痛掣背……饮者，因饮水不散而成病；痰者，因火炎熏灼而成痰。故痰稠池，饮清稀。"《医门法律·痰饮门》卷五中提到："多忧则脾气内郁，而食亦不食，气食痰饮，亦互结成癖。"思伤心脾，气机升降不利，水液停滞而生痰。心主血脉，心阳不振，气机郁滞，心之阳气不能推动血液、津液运行，津血迟滞可生痰瘀之症。痰浊乃津液之病理产物，瘀为血液之病理产物。"津血同源"存在于中医基础理论的记载中，因此，在病理上也有"痰瘀同病"的说法。在胸痹心痛的发病过程中痰浊与瘀血相互影响并成为其发展的关键因素，二者携手推进疾病的发展进程。现代医家将古代与现代理论相结合，得出冠心病痰瘀互结与许多因素有关。冠心病中的动脉粥样硬化、高脂血症与中医的"痰"相对应，而心肌缺血和血液流变学改变则与"瘀"相呼应。因此，痰浊、血瘀是构成冠心病的重要环节。

从《黄帝内经》及历代医家论述中有许多关于热毒病邪致心痛的记载。热与胸痹、心痛相关首见于《黄帝内经》，《素问·刺热》篇谓："心热病者，先不乐，数日乃热，热争则卒心痛。"《素问·厥论》篇谓："手心主少阴厥逆，心痛引喉，身热。死不可治。"后世医家也明确提出心痛有部分属热证，《周慎斋遗书·心痛》云："心痛有属心火者。"《傅青主男科重编考释·疼痛门·心腹痛》谓："心痛之症有二：一则寒邪侵心而痛，一则火气焚心而痛。"《血证论·脏腑病机论》谓："火结则为结胸，为痞，为痛，火不宣发则为胸痹。"《诸病源候论·心痛病诸候·心悬急懊痛候》谓："邪迫于阳，气不得宣畅，壅瘀生热，故心如悬而急，烦懊痛也。"指出阳气不得宣畅，壅瘀生热，而发心悬急懊痛；《圣济总录·心痛懊侬》卷五十六也同样指出："阳中之阳，心也，与小肠合，其象火，故其支别络为风冷邪气所乘，留薄不去，阳气不得宣发，郁滞生热，则心神懊侬而烦痛。"《杂病广要·胸痹心痛》卷第三十八有云："凡痛在心，牵连两胁至两乳下，牵引背臀及匙骨下，实热也。"可见，中医自古就有关于胸痹心痛热毒证候的论述和研究。

笔者多年从事临床工作，对于中医心系疾病的发病机制有了深刻的了解，痰瘀、热毒构成心病致病的主要因素，而《医宗金鉴·疮痈肠痈浸淫病脉证并治》卷二十二曰："痈生于内，则气血为痈所夺，不能外营肌肤。"可见"热""瘀""痰"在痈的发生、发展中也扮演重要角色。因此提出冠心病和"痈"关系密切。并结合前辈医家理论，提出从"心类痈"角度论治心血管疾病（如冠心病、心绞痛等），以该理论为指导，为临床诊疗提供一个新思路。

2. 以痈论治冠心病

（1）冠心病病情发展浅析：根据冠心病的发病机制和演变规律，笔者对它的治疗方法进行了总结归纳，主要涵盖以下几个方面：行气活血、化痰消瘀、补气养血。该病发展过程主要是初期心气不畅，气机郁滞，血行不畅，瘀血内停，采用"消法"治疗，以行气活血化瘀为治则；中期痰瘀互结，郁热内生，采用"消法"治疗，以化痰祛瘀，兼清热解毒；后期心气亏虚，瘀血未祛，采用"补法""托法"治疗，以补心益气，兼活血化瘀。

（2）分期治疗：

a. 初期：气滞血瘀证

症见：胸闷胸痛，胸前区闷痛感，时欲太息，情志不遂时容易诱发或加剧病情，得嗳气或矢气则舒。

舌脉：舌淡，苔白，脉细弦。

治法：行气活血化瘀。

处方：冠心病1号方加减（柴胡15g、枳壳10g、香附15g、川芎15g、陈皮15g、赤芍15g、红花10g、丹参15g）。

b. 中期：痰瘀互结证

症见：精神萎靡，倦怠乏力，气短心悸，阵发性胸部闷痛，肩背部疼痛，心前区刺痛，可放射至后背，发作时伴有呼吸不畅，恶心欲吐，有痰，肢体困重，胸脘痞满。

舌脉：舌质暗红，苔黄腻，脉沉迟或弦涩。

治法：化痰祛瘀，清热解毒。

处方：冠心病2号方加减（瓜蒌15g、半夏9g、薤白15g、竹茹15g、胆南星10g、枳实15g、茯苓20g、橘红15g、人参10g、石菖蒲10g、川芎15g、赤芍15g、丹参15g、红花10g、栀子10g）。

c. 后期：气虚血瘀证

症见：胸闷胸痛，胸前区闷痛，乏力，气短。

舌脉：舌淡，苔白，脉沉细。

治法：补气养血，活血祛瘀。

处方：冠心病3号方加减（黄芪25g、党参10g、当归15g、赤芍15g、川牛膝15g、丹参15g、桃仁5g、红花10g、白术10g、甘草15g）。

3. 病案举隅

患者张某，女，60岁，已婚，2022年5月7日初诊。

［主诉］间断胸闷、胸痛8年，加重1d。

［现病史］患者于8年前无明显诱因出现阵发胸闷，偶尔伴随胸骨后压榨样疼痛，时间持续几分钟，稍作休息或含服"复方丹参滴丸"可得到缓解。于中国医科大学附属第一医院就诊，做心脏彩超显示"动脉硬化"，给予相应药物治疗（详细情况未知）。之后上述症状间断发作，长期服用"双丹胶囊、复方丹参滴丸、通心络胶囊"等。4年前于中国医科大学附属第一医院做冠脉CT检查：冠状动脉多处粥样硬化斑块形成。昨日因生气引发胸闷、气短症状频繁发作，持续时间延长，自行服用丹参滴丸或硝酸甘油2min后症状可缓解。伴有头晕头胀，耳鸣，喜叹息，纳可，眠差易醒。舌质暗，苔白腻，脉弦。

高血压、糖尿病病史10余年，一直口服药物治疗，未系统监测血压、血糖。

［西医诊断］冠心病-不稳定型心绞痛，原发性高血压，2型糖尿病。

［中医诊断］胸痹心痛病。

［辨证］气滞血瘀证。

［治法］疏肝理气，活血化瘀。

［处方］冠心病1号方。

［组成］柴胡15g、枳壳15g、香附15g、川芎15g、赤芍15g、陈皮15g、红花10g、丹参15g、龙骨25g、牡蛎25g、天麻15g、钩藤15g、合欢花15g。

7剂，100mL口服，每日1剂，分两次服用，早饭前晚饭后温服。

［二诊］服上药后胸闷、胸痛、气短症状缓解，未再发，时有乏力，睡眠有所改善，二便调。舌淡白，苔薄白，脉沉细。予冠心病3号方加合欢皮15g、酸枣仁15g、龙骨25g、牡蛎20g。共14剂，取汁100mL，早晚分服，每日1剂。

［三诊］服药后胸闷、胸痛、气短症状缓解，未再发，乏力减轻，睡眠有所改善，二便调。舌淡白，苔薄白，脉沉细。继续原方口服，共14剂，取汁100mL，早晚分服，每日1剂。

［四诊］随访，患者服药后胸闷、气短症状未再发生，乏力好转，睡眠佳，舌淡，苔薄白，脉和缓有力。

［按语］情志不畅引发肝疏泄失职，肝气郁结，气血凝滞，导致心脉痹阻，发为本病。柴胡疏肝理气，枳壳、香附行气；川芎、赤芍、红花、丹参活血化瘀，陈皮健脾理气；睡眠差，方加龙骨、牡蛎重镇安神；头晕、头胀，方加天麻、钩藤平肝潜阳；合欢佐以疏肝解郁。病久因实致虚，瘀阻脉络，瘀血不去，新血不生，遏抑心阳，心气不足，鼓动不力，故予黄芪、党参、白术、甘草健脾益气，丹参、当归、赤芍、桃仁、红花活血通络，起到益气活血通络之功效。

第三节　以痛论治脑病经验及病案举隅

历代医家皆认为脑血管病的发病与人体气血失调紧密相关。脑主神明，为元神之府，脑具有主宰生命活动、精神活动、主感觉、肢体运动等功能。孙思邈有云："头者，身之元首，人神气所法，气口精明，三百六十五络皆上归于头。头者，诸阳之会也。"手足三阳经络汇于头面、行于四肢百骸，因而气血失调，脑髓失养，或外感邪气，则有瘫痪、肌肉萎缩、抽搐、震颤的症状。《黄帝内经》提出"血之与气，并走于上，则为大厥"，指出气血的变化是厥病发生的基础。气虚致清阳不升，血行不畅，气血瘀滞，脑失濡养，导致神明失用。刘完素认为"血涩而不能荣肌肉故也"，血涩难行，瘀滞不通，滋养不能，则人体肢节肌肉痿软，活动不利。"若微，则但僵仆，气血流通，筋脉不挛。缓者，发过如故"，说明气血流畅，肢骸贯通，则恢复如故，气血不畅，易生瘀血，津液输布不利，则易生痰湿，头者诸阳之会，气血不行，易为热邪所侵，则头昏，头胀。痈者，热、瘀、痰所致也，故笔者提出，以痈论治脑病，从"心类痈"角度论治脑类疾病，分享一些临床见解。

脑梗死

脑梗死是指脑部血液循环障碍所致的局部脑组织的缺血性坏死或软化。在中医范畴中与之对应的是"中风"，其主要病机为阴阳失调，气血逆乱，导致瘀阻脑络而发中风，与西医中斑块在冠状动脉中形成阻塞甚至闭塞相呼应。

1. 脑梗死从属"心类痈"范畴

脑梗死与痈的病因病机相似：脑动脉粥样硬化是导致斑块形成及管腔局部狭窄的主要原因。不稳定的动脉粥样硬化斑块，易出现动脉粥样硬化性脑梗死。脑动脉闭塞早期病理改变不明显，肉眼可见的变化要在几小时后才能辨认，镜下可见神经元出血急性缺血性改变。相当于内痈的初期，气血瘀滞，脉络不通；发病4~5d脑水肿达高峰，7~14d脑梗死区液化成囊腔，相当于内痈的中期，痰热瘀毒互结，痈肿已成。3~4周后，小的梗死病灶形成胶质瘢痕，大的梗死病灶中心液化成囊腔，相当于内痈的后期，气血亏虚，病灶已成。中风在临床上多由于风、火（热）、痰、瘀、虚5种病理因素，在一定条件下各种病邪相互兼夹，痰热瘀伏络，气血逆乱而导致中风的发生。其病因病机与内痈的病因病机相似。

2. 以痈论治脑梗死

（1）脑梗死病情发展浅析：根据脑梗死（中风）的病因病机变化，笔者将中风的治疗主要概括为：活血通络，化痰消瘀，利水解毒消痈，益气活血。该病发展过程主要是初期瘀血阻络，脑脉不通，采用"消法"治疗，以活血化瘀为主；中期痰热瘀毒互结，痈肿已成，以"消法、托法"论治，采用化痰消瘀，利水解毒消痈治法；后期气血亏虚，病灶已成，用"补法"，补益气血，活血化瘀，故笔者尝试以痈论治脑梗死（中风），并在临床上取得了一些疗效。

（2）分期治疗：

a. 初期：瘀血阻络证

症见：突然发生口眼㖞斜，言语困难，口角流涎，舌强语謇，半身不遂，乏力，口唇紫暗。

舌脉：舌暗，苔薄白，脉沉涩。

治法：活血化瘀通络。

处方：中风1号方加减（丹参20g、赤芍15g、川芎15g、红花15g、桃仁5g、三七15g、水蛭5g、葱白10g、生姜10g）。

b. 中期：痰热瘀毒互结证

症见：口眼㖞斜，舌强语謇，半身不遂，口干口渴。

舌脉：舌质暗红，少苔，脉弦。

治法：祛瘀化痰，息风通络。

处方：中风2号方加减（川芎15g、桃仁5g、红花10g、赤芍10g、当归10g、地龙8g、黄芩6g、黄连6g、黄柏6g、栀子6g、茯苓10g、猪苓10g、泽泻25g、生白术10g）。

c. 后期：气虚络瘀证

症见：肢体偏枯不用，肢软无力，面色萎黄，气短乏力，口角流涎，自汗出。

舌脉：舌质淡紫或有瘀斑，苔薄白，脉细涩或细弱。

治法：益气活血，化瘀消痈。

处方：中风3号方加减（黄芪30g、川芎15g、红花10g、桃仁5g、赤芍10g、当归10g、白术10g、党参10g、山药10g、地龙8g）。

3. 病案举隅

患者，男，64岁，2021年3月9日初诊。

［主诉］突发饮水呛咳、右侧口角㖞斜1周。

［现病史］患者于1周前开始无明显诱因突发饮水呛咳、右侧口角㖞斜，右侧肢体无力，言语不清，遂就诊于家附近医院，诊断为"脑梗死"，经住院治疗，症状稍有好转，仍遗留言语不利，右侧肢体活动无力，今日为求中医诊疗在家属陪同下前来我院门诊就诊。现症见：饮水呛咳，右侧口角㖞斜、口角流涎，言语不利，右侧肢体活动无力，倦怠乏力，纳寐可，小便频，大便秘。舌质暗，苔薄白，脉细涩。

高血压病病史3年余，血压最高常达190/110mmHg，现规律口服拜新同（30mg每日1次）治疗，未系统监测血压，现血压控制情况不明；糖尿病病史3年余，未用药治疗，未系统监测血糖，血糖控制情况不明。

[体格检查]体温：36.1℃，脉搏：73次/min，呼吸：19次/min，血压：140/84mmHg。神经系统查体：意识清楚，构音障碍，智能正常，双瞳孔等大正圆，对光反射灵敏，双眼各向活动灵活，右侧鼻唇沟变浅、右侧口角低垂，伸舌居中，咽反射减弱，右侧肢体肌力Ⅳ级，左侧肢体肌力Ⅴ级，四肢肌张力正常，深、浅感觉正常，共济运动正常，生理反射存在，右巴氏征（＋）。

[西医诊断]脑梗死，原发性高血压3级（极高危），2型糖尿病。

[中医诊断]中风病-中经络。

[辨证]气虚血瘀证。

[治法]益气活血，消痈通络。

[处方]中风3号方。

[组成]黄芪30g、川芎15g、桃仁5g、红花10g、赤芍10g、当归10g、地龙8g、黄芩6g、黄连6g、黄柏6g、栀子6g、茯苓10g、猪苓10g、泽泻25g。

7剂，100mL口服，每日1剂，分两次服用，早饭前晚饭后温服。

[二诊]1周后患者服用后右侧肢体活动无力见好转，可搀扶下行走，大便正常。舌质暗，苔薄白，脉细涩。于上方减茯苓、猪苓、泽泻，继续服用7剂，服用方法同前。

[三诊]1周后患者自述言语正常，无呛咳，右手可持物，可自己行走，右下肢稍感发沉，活动后仍乏力，舌质淡，苔薄白，脉涩。神经系统查体：右侧鼻唇沟变浅、右侧口角低垂，右下肢肌力Ⅴ级，右巴氏征（＋）。于上方去黄芩、黄连、黄柏、栀子，加党参8g、白术10g、甘草15g，继续服用10剂巩固疗效和预防中风的再发。

[按语]《景岳全书·非风》指出："非风一症，即时人所谓中风症也。此症多见卒倒，卒倒多由昏愦，本皆内伤积损颓败而然，原非外感风寒所致。"中风多由于饮食不节、内伤积损、劳欲过度等因素，导致风、火、痰、瘀留滞经络，气血运行不畅，而致半身不遂、口歪或不语等症，本患者处于中风中期，痰热瘀毒互结，痈肿已成，笔者以"消法"为指导，应用中风2号方加减，川芎、桃仁、红花、赤芍、当归、地龙活血化瘀通络，黄芪益气，气行则血行，黄芩、黄连、黄柏、栀子清热解毒，茯苓、猪苓、泽泻利水消肿，全方起到活血化瘀，清热解毒，利水消肿的作用。急性期过后，脑细胞水肿消失，故去掉茯苓、猪苓、泽泻。三诊患者处于恢复期，热象消失，去除黄芩、黄连、黄柏、栀子，加党参8g、白术10g、甘草15g，健脾益气，补益后天，预防中风的再发。

第四节　以痈论治老年肺病经验及病案举隅

老年患者因免疫功能减退、营养状态相对较差、合并多种基础疾病等因素，对抗感染及应激状态的能力降低，在气候异常、季节交替以及感染性疾病暴发时导致肺部感染的概率明显增加，甚至进一步发展，形成肺脓肿、脓毒血症。据不完全统计，65岁、75岁、85岁以上的老年人，感染新冠肺炎以后相较于年轻人导致重症的风险分别是5倍、7倍、9倍，死亡的风险分别是90倍、220倍和570倍。而随着社会医疗环境的改善，全球范围人均寿命稳步提高，我国是老龄化速度最快的国家之一，高龄患者的人口增长速度甚至数倍于一般人群，老年人就医面临更为严峻的形势。

中医认为，肺主气，外合皮毛，风热犯肺，则"肺热叶焦，则皮毛虚弱急薄著"，火为热之极，热盛郁火，火性趋上，灼心阴、耗肺津；热入营血，生风动血，血脉瘀滞，瘀热化毒，《灵枢·痈疽》篇云："大热不止，热胜则肉腐，肉腐则为脓，故名曰痈。"风热之邪入里化热，热盛致瘀，瘀热酿毒，乃成肺痈。《金匮要略·肺痿肺痈咳嗽上气脉证并治》云："热之所过，血为之凝滞，蓄结痈脓，吐如米粥。"正愈虚邪愈盛，火邪劫阴，血热郁毒，阴愈耗则毒益盛，火热、瘀、毒之邪相互搏结，则痈脓始成。《类证治裁·肺痈》云："肺痈毒结有形之血，血结者排其毒。"外邪是致痈的重要因素，而"正虚"贯穿于肺痈的全过程。肺卫不固，风热之邪有机可乘；肺热伤阴，津亏耗气，邪渐成势；气衰阴竭，瘀毒益盛，血败脏衰，遂成痈毒。脓溃，正气复则生，正气亡则死。可见，正气是肺痈发生、发展及预后的重要条件。

现代医学的发展以及技术手段的应用，对老年病的认识更加深刻，其呈现多样性、复杂性的特点，而其常见感染源主要在肺部。笔者认为，从"肺痈"角度论治老年患者肺部感染性疾病（如化脓性肺炎、支气管扩张伴下呼吸道急性感染、肺脓肿等疾病等）可行性较强，结合古今医家对"扶正解毒消痈法"在临床中的应用，对老年人感染毒邪后出现咳嗽、胸痛、咳吐腥臭浊痰甚则脓血相兼为主要特征的疾病特点，分享一些笔者的浅见，以期为临床治疗提供一些新思路。

（一）支气管扩张

支气管扩张是支气管树的异常扩张，是一种常见的慢性支气管化脓性疾病，大多数继发于呼吸道感染和支气管阻塞，由于支气管及其周围肺组织的炎症损坏管壁，引起支气管管腔变形、持久扩张。主要症状有慢性咳嗽、咳脓痰和反复咯血。本病属于中医学"久咳""内痈""肺痈"等范畴。

1. 支气管扩张从属"肺痈"范畴

（1）支气管扩张与肺痈的病因病机相类似。

《金匮要略·肺痿肺痈咳嗽上气病脉证并治》有云："咳而胸满振寒，脉数，咽干不渴，时出浊唾腥臭，久久吐脓如米粥者，为肺痈。"指出成脓者治以排脓，未成脓者治以泻肺，分别制定了相应的方药，还强调早期治疗的重要性。《备急千金要方》首创用苇茎汤以清肺排脓、活血消痈，此为后世治疗本病的要方。迄至明清，对本病的认识更趋深入、全面。陈实功《外科正宗·肺痈论》对肺痈初起、已成、溃后的临床表现做了详细的描述，根据病机演变提出了初起在表者宜散风清肺，已有里热者宜降火益阴，脓成则平肺排脓，脓溃正虚者宜补肺健脾的治疗原则。清《医门法律·肺痿肺痈门》认为病由"五脏蕴崇之火，与胃中停蓄之热，上乘于肺"，认识到他脏及肺的发病机制，治疗上主张以"清肺热，救肺气"为要点。《张氏医通》主张"乘初宠时极力攻之""慎不可用温补保肺药，尤忌发汗伤其肺气"指出了本病的治疗原则和治疗注意事项。

（2）支气管扩张多为本虚标实。

《张氏医通·肺痈》曾说："肺痈者，由感受风寒，未经发越，停留胸中，蕴发为热。"肺脏受邪热熏灼，肺气失于清肃，血热壅聚而成。老年人有痰热素盛平素嗜酒太过或嗜食辛辣炙爝厚味，酿湿蒸痰化热，熏灼于肺；或肺脏宿有痰热，或他脏痰浊瘀结日久，上干于肺，形成肺痈。亦有因年老体虚，正气虚弱，则卫外不固，外邪易乘虚侵袭，是致病的重要内因。本病病位在肺，病理性质属实、属热。《杂病源流犀烛·肺病源流》谓："肺痈，肺热极而成痈也。"因邪热郁肺，蒸液成痰，邪阻肺络，血滞为瘀，而致痰热与瘀血互结，蕴酿成痈，血败肉腐化脓，肺损络伤，脓疡溃破外泄，其成痈化脓的病理基础主要在热壅血瘀。

基于以上论述，笔者认为支气管扩张与痈有着相似的病机，且老年人多有体虚、正气不足，因此可以将支气管扩张归属"肺痈"范畴。

2. 分期论治

（1）分期认识：本病的病理演变过程，可以随着病情的发展，邪正的消长，表现为初期、成痈期、溃脓期、恢复期4个阶段。

初期，因风热（寒）之邪侵犯卫表，内郁于肺，或内外合邪，肺卫同病，蓄热内蒸,热伤肺气,肺失清肃,出现恶寒、发热、咳嗽等肺卫表证。

成痈期,为邪热壅肺,蒸液成痰,气分热毒浸淫及血,热伤血脉,血为之凝滞,热壅血瘀,蕴酿成痈,表现高热,振寒、咳嗽、气急、胸痛等痰瘀热毒蕴肺的证候。

溃脓期,为痰热与瘀血壅阻肺络,肉腐血败化脓,肺损络伤,脓疡溃破,排出大量腥臭脓痰或脓血痰。

恢复期,为脓疡内溃外泄之后,邪毒渐尽,病情趋向好转,但因肺体损伤,故可见邪去正虚,阴伤气耗的病理过程,继则正气逐渐恢复,痈疡渐告愈合。若溃后脓毒不尽,邪恋正虚,每致迁延反复,日久不愈,病势时轻时重,而转为慢性。

以痈论治支气管扩张,清热散结,解毒排脓以祛邪,是治疗肺痈的基本原则。针对不同病期,分别采取相应治法。如初期以清肺散邪;成痈期,清热解毒,化瘀消痈;溃脓期,排脓解毒;恢复期,阴伤气耗者养阴益气,若久病邪恋正虚者,当扶正祛邪。在肺痈的治疗过程中,要坚持在未成脓前给予大剂清肺消痈之品以力求消散;已成脓者当解毒排脓,按照"有脓必排"的原则,尤以排脓为首要措施,脓毒消除后,再予以补虚养肺。

(2)分期治疗:

a. 初期

症见:发热微恶寒,咳嗽,咳黏液痰或黏液脓性痰,痰量由少渐多,胸痛,咳时尤甚,呼吸不利,口干鼻燥。

舌脉:舌苔薄黄或薄白,脉浮数而滑。

治法:清热散邪。

处方:银翘散加减(苇茎20g、麻黄10g、冬瓜仁20g、薏苡仁20g、桃仁10g、青天葵10g、细辛6g、款冬花15g、桔梗15g、甘草10g、盐蛇10g、姜半夏10g、瓜蒌皮15g、北杏仁15g、大黄5g、金银花15g、桔梗12g、枇杷叶15g)。

b. 成痈期

症见:身热转甚,时时振寒,继则壮热不寒,汗出烦躁,咳嗽气急,胸满作痛,转侧不利,咳吐浊痰,呈现黄绿色,自觉喉间有腥味,口干咽燥。

舌脉:舌苔黄腻,脉滑数。

治法:清肺化瘀消痈。

处方:《千金》苇茎汤合如金解毒散加减(苇茎60g、薏苡仁30g、桃仁24g、冬瓜仁60g、桔梗12g、甘草12g、黄连9g、黄芩10g、黄柏10g、山栀12g、桑白皮12g、射干

10g）。

c. 溃脓期

症见：突然咳吐大量血痰，或痰如米粥，腥臭异常，有时咯血，胸中烦满而痛，甚则气喘不能平卧，仍身热面赤，烦渴喜饮。

舌脉：舌质红，苔黄腻，脉滑数或数实。

治法：排脓解毒。

处方：加味桔梗汤加减（桔梗3g、甘草6g、贝母6g、薏苡仁18g、金银花18g、侧柏叶12g、橘红15g、葶苈子10g、白及10g、鱼腥草12g、蒲公英15g、白茅根10g、藕节10g）。

d. 恢复期

症见：身热渐退，咳嗽减轻，咯吐脓血渐少，臭味亦减，痰液转为清稀，或见胸胁隐痛，难以久卧，气短乏力，自汗，盗汗，低热，午后潮热，心烦，口干咽燥，面色不华，形瘦神疲。

舌脉：舌质红或淡红，苔薄，脉细或细数无力。

治法：益气养阴清肺。

处方：沙参清肺汤合竹叶石膏汤加减（黄芪10g、太子参10g、粳米15g、北沙参10g、麦冬10g、石膏50g、桔梗10g、薏苡仁15g、冬瓜仁30g、半夏10g、白及10g、合欢皮10g、竹叶6g、人参6g、炙甘草6g、功劳叶15g、青蒿12g、白薇10g、地骨皮10g、白术20g、茯苓30g、山药20g）。

3. 内外同治

肺康复治疗作为肺系疾患的系统治疗方法，对于促进肺部感染性疾病的恢复具有显著疗效，支气管扩张合并下呼吸道感染特点为热壅于肺不得泄，以致蒸液成痰，热壅血瘀，肉腐血败，成痈化脓，通过系统评估患者病情阶段、具体症状、严重程度等，制定肺康复处方，给予排痰训练、呼吸操锻炼，配合针灸、穴位贴敷、肺经络刺激、中药塌渍、超短波等治疗。肺康复外治法临床开展较为普遍，配合中药内服，在西医治疗基础上具有患者接受程度高、无毒副作用、简单高效的优势，笔者在临床治疗支气管扩张合并下呼吸道感染过程中也建议结合肺康复治疗，内外同治以清热法贯穿治疗的全过程，以邪去正复为要，力求促进炎症吸收，缩短病程，改善患者症状。

4. 预防调护

预防方面，平素体虚或原有其他慢性疾患者，肺卫不固，易感外邪，当注意寒温适度，起居有节，以防受邪致病；并禁烟酒及辛辣炙煿食物，以免燥热伤肺。一旦发病，则当及早治疗，力求在未成痈前得到消散或减轻病情。

调护方面，应做到安静卧床休息，每天观察体温、脉象的变化，观察痰与脓的色、质、量、味的改变。注意室温的调节，做好防寒保暖，以防复感。在溃脓期可根据肺部病位，予以体位引流，如见大量咯血，应警惕血块阻塞气道。饮食宜清淡，多吃具有润肺生津化痰作用的水果，如梨、枇杷、萝卜、荸荠等；饮食不宜过咸，忌油腻厚味及辛辣刺激海腥发物，如大蒜、海椒、韭菜、海虾等；严禁烟酒。

5.病案举隅

（1）患者田某，男，52岁，干部。2022年6月1日初诊。

[主诉]咳嗽，咳脓痰，咯血反复发作20年，加重1个月。

[病案介绍]患者20年前感受外邪后出现咳嗽，咳脓痰，咯血，于当地医院查肺CT提示左下肺支气管扩张，对症治疗后好转，此后咳嗽，咳吐黄脓痰反复发作，痰量有时多达数百毫升，痰出不畅时痰呈黄绿色，可闻及腥臭味，反复咯血，血色鲜红与黯红并见，血量多时每日可达数十口。形体日渐消瘦，体重减轻明显，胃纳差，神倦乏力，气短胸闷喘憋，不耐寒热，平素背冷怯寒，极易感冒，易引发急性感染，长年不断使用抗生素及止血药，多次住院治疗亦难稳定病情。1个月前患者感冒后出现咳嗽，咳脓痰加重，对症治疗后未见明显好转，遂来诊。现症见：咳嗽，咳大量黄脓痰，咯血，胸闷，气短，动则尤甚，乏力，纳寐差，二便可。舌质红黯，舌体胖嫩，边有齿印，苔黄白厚腻，脉象虚弦滑数，右关弦滑甚，口唇红黯，舌下静脉延伸怒张。

[西医诊断]支气管扩张。

[中医诊断]肺痈病。

[辨证]气阳虚弱，痰瘀热痹证。

[治法]补肺散瘀，消痈涤痰。

[处方]麻杏石甘汤合桔梗汤加减。

[组成]生麻黄10g、南杏仁10g、生石膏30g、炙甘草10g、败酱草15g、金荞麦根30g、黄芩10g、皂角刺15g、小牙皂6g、法半夏10g、桔梗30g、桃仁10g、制大黄10g、生黄芪30g。

7剂，100mL口服，每日1剂，分两次服用，早饭前晚饭后温服。

[二诊]服药7剂后痰量增多，约200mL，黄痰已减少过半，白稠黏痰占2/3，胸闷

喘憋明显改善，厚腻苔亦减1/3。标实证候顿挫，病情更趋稳定。予消痈祛腐生肌汤以补虚泻实，标本同治。予生黄芪30g、西党参30g、白术15g、炙甘草10g、全当归10g、升麻10g、北柴胡10g、广陈皮10g、薏苡仁30g、熟附子10g、败酱草15g、生大黄10g、牡丹皮10g、桃仁10g、白及30g、合欢皮30g。上方14剂，100mL口服，每日1剂，早晚分服。

［三诊］服药14剂后，痰量减少1/3，黄黏痰仅有1/5，未见出血征象，体力亦见改善，饮食增加，嘱续服消痈祛腐生肌汤30剂，因系外地患者，嘱其如遇急性发作可就地西医对症治疗，并停服上方。

［四诊］患者就诊时告知，服药期间未出现反复或急性加重，痰量已减至每日50mL左右，黄痰仅2～3口，且易排出，全身症状明显改善，脉数已除，弦滑亦见缓和，舌苔薄腻黄白相兼，效不更方，嘱其在当地续服消痈祛腐生肌汤。

［五诊］随访咳嗽咳痰，咳痰带血症状消失，乏力气短症状消失，精神饱满，病愈。

［按语］本案患者长期咳嗽、咳吐大量黄脓痰，且伴有咯血的临床表现，治疗上患者常年使用抗生素、止血药等药物，虽多次住院治疗，但病情难以稳定。考虑该患者病情长年反复发作，且形体消瘦，平素极易感冒为气阳两虚的表现，本次就诊中患者咳吐大量黄脓痰，反复咯鲜红与暗红并见血，考虑为痰瘀热痹阻滞肺络，肺失宣肃，郁久化腐成肺痈；四诊合参，患者的中医辨证为"气阳虚弱，痰瘀热痹证"，治疗上，因考虑患者为本虚标实，虚实夹杂，但当前主要矛盾为痰瘀热痹阻肺络，应当先治其标实，以清肺涤痰、散瘀宣络为首诊治法，方药上选用麻杏石甘汤合桔梗汤加减，加强患者清宣肺热，涤痰排脓的力量。肺与大肠相表里，腑气通畅，有助于肺气宣降，方中用麻黄、杏仁一宣一降，共奏肺气的宣肃之功；大黄苦寒沉降，善泻下通便，腑气通则肺气自降；黄芪补益肺脾之气；败酱草、金荞麦根清肺排脓祛瘀，为治疗内痈之常用药。患者服药后，黄脓痰明显减少，痰色开始转白黏痰，胸闷喘憋明显改善，考虑患者当前表邪及郁热明显减轻，标实证候顿挫，病情趋于稳定，当前病情以本虚为主，应当调整治疗方向，改为补虚为主，兼顾消痈排脓生肌，遂改用自拟方"消痈祛腐生肌汤"。笔者认为支气管扩张症的基本病理为痰、热、瘀、虚，具有虚实夹杂、病程缠长、反复发作的基本特点。因此在治疗过程中，必须把补虚泻实的治则贯彻始终。在本症的稳定期，在辨证论治原则的指导下，运用消痈祛腐生肌汤加减，具有补益肺脾、消痈祛腐、排脓生肌的功效。桔梗为方中之舟楫，可引药留连于

肺，亦可以助其清肺排脓，为排脓之要药；白及能祛腐生肌，收敛肺脏，兼有补益肺气，为祛腐生肌要药，与合欢皮相配其祛腐生肌之力更强；白及与大黄相配，既能防止出血，又能散瘀收敛以止血，可以达到双向调节的目的。临床运用未见有动血和引发出血的副作用。患者的第三至第五诊中，笔者认为患者病情虽然好转，但考虑患者病程较长，既往反复发病住院，且素体气阳虚弱，经治疗后，虽然患者病情得到好转，但仍需坚持守方半年，继续予补益肺脾之气为主，兼顾消痈排脓，以助患者扶正固本，正所谓"正气存内、邪不可干"。经治疗后，患者体质较前改善，虽有感冒或反复现象，但症状轻微，对症治疗后病情可以快速控制，不需要住院治疗。西医认为支气管扩张为病理性破坏，是不可复性扩张，但从中医药的积极参与来看，其疗效显著，对控制病情发展，阻断扩张病灶进一步加重，改善临床症状，减少并发症的发生，提高患者的生活质量有非常重要的现实意义。

（2）患者孟某，男，73岁，退休。2022年7月7日初诊。

[主诉] 反复咳嗽，咳脓痰6年，加重3d。

[病案介绍] 患者6年前反复咳嗽，伴有咳黄脓痰、发热等症状，抗感染治疗后症状改善，但长期咳嗽咳痰，常于受凉、气候变化、冷热交替、闻及刺激性气体等情况下症状加重，平素常咳中等量黄白色黏液痰，易咳出，以夜间明显，间断多次外院用药治疗，曾痰培养为铜绿假单胞菌感染，具体用药不详，可缓解，但病情反复，近期使用"可乐必妥片0.5g qd"抗感染，氨茶碱、切诺、信必可、顺尔宁等药物化痰、解痉平喘等处理，无明显好转，3d前感上述症状加重，难以忍受，为求进一步诊治，就来诊。此次发病以来，精神、睡眠、饮食一般，大小便正常，体重无明显增减。胸部CT：两肺多发囊性支气管扩张征象。半年前始出现间断鼻痒、鼻塞、流涕、打喷嚏，突发突止，使用局部气雾剂激素吸入或休息均可缓解，一直以来均未正规诊治，自述上述症状近年来呈加重趋势。现症见：咳嗽，咳出较大量黄绿黏稠脓性痰，每天20余口，痰较难咳出，时伴有少许胸痛，无咯血，无气促，口干，怕食寒凉。纳可，二便调，睡眠一般。舌暗红，苔黄略厚腻，脉弦滑。

[西医诊断] 支气管扩张。

[中医诊断] 肺痈病。

[辨证] 肺脾气虚证。

[治法] 清肺化痰，理气止咳平喘。

[处方] 苇茎汤加减。

［组成］苇茎20g、麻黄10g、冬瓜仁20g、薏苡仁20g、桃仁10g、青天葵10g、细辛6g、款冬花15g、桔梗15g、甘草10g、盐蛇10g、姜半夏10g、瓜蒌皮15g、北杏仁15g、大黄5g。

7剂，100mL口服，每日1剂，分两次服用，早饭前晚饭后温服。

［二诊］患者咳嗽较前好转，仍有黄黏痰，痰可咳出，偶有喷嚏流涕，无明显胸闷，纳一般，二便正常。舌淡略暗，苔腻略黄，脉浮弦滑。予陈夏六君子汤调理善后。7剂，100mL口服，每日1剂，早晚分服。

［三诊］患者咳嗽较前明显好转，白黏痰，痰可咳出，偶有喷嚏流涕，无明显胸闷，纳一般，二便正常。舌淡略暗，苔白略干，脉弦。继续予陈夏六君子汤调理。7剂，100mL口服，每日1剂，早晚分服。

［四诊］患者喷嚏流涕症状消失，偶有咳嗽，无胸闷，纳寐可，病愈。

［按语］支气管扩张容易合并感染，不少患者是耐药菌感染，抗生素治疗受限，而且患者反复感染、反复使用抗生素，致使体质虚弱。患者年老体弱，脾失健运，水谷不能化为精微而上输以养肺，聚为痰浊，上贮于肺，肺气壅塞，故咳嗽咳痰，久病肺脾两虚，气不化津，故而痰浊更易滋生，痰湿蕴于肺中，遇外感引触，故反复加重，气候变化时尤为明显。患者久患支气管扩张、肺中形态已有改变，其痰潜伏较深，故治疗上与一般新病之痰热蕴肺不同，需结合通腑泻痛之法，使邪有出路。

（二）肺脓肿

肺脓肿是指各种微生物感染引起肺组织坏死性病变，形成脓腔。病原体包括化脓性细菌、分枝杆菌、真菌、病毒或寄生虫。常为混合感染，厌氧性细菌占重要地位。按发病时间分急性（小于4~6周）或慢性肺脓肿。按感染途径分原发性（吸入性）或继发性。本病属于中医"肺痈"范畴。近年来肺系疾患在世界范围内肆虐，禽流感、新冠、甲流等的传播更是令世界瞩目。随着人口老龄化、抗生素滥用出现多重耐药菌及不典型肺脓肿的发病增加等，更重要的是其加重老年人基础疾病并影响心脑肝肾等其他系统，而后遗症的迁延难愈更使得肺脓肿的治疗面临着重大挑战。

1.肺脓肿病位在肺，属"肺痈"范畴

随着时代发展，古代医家逐步认识到"扶正驱邪"是治疗肺痈的基本法则，邪气多为风热、痰火、血瘀、郁毒之邪，正虚则表现为肺卫气虚、肺脾亏虚、肺肾阴虚、肝火犯肺、心肺血虚等证。《医门法律》云："凡治肺痈者，以清肺热，救肺气，俾其肺叶不致焦腐，其生乃全。"病中肺卫之邪入里，耗营动血，渐化郁毒，治宜清肺凉营，益气化瘀。《温热论》云："入血就恐耗血动血，直须凉血散血。"《医门法律》云："故清一分肺热，则存一分肺气。"

2.分期论治

分期论治内容同支气管扩张。

3.预防调护

（1）卧床休息，安静休养，保持居室空气新鲜。

（2）饮食宜高热量、高蛋白、高维生素，多吃橘子、梨、枇杷等易于消化的水果。

（3）忌食辛辣醇酒厚味，饮食宜清淡，必要时可辅以中药熏洗热敷。

（4）胸痛剧烈者取患侧卧位，以减轻疼痛。呼吸困难者取半卧位。

4.病案举隅

患者王某，女，54岁，已婚，退休。2023年5月9日初诊。

［主诉］发热，咳嗽半个月，伴胸痛2d。

［病案介绍］患者半个月前感受风热外邪后出现发热，体温最高达38.5℃，咳嗽，2d前出现胸痛，咯吐脓血，腐臭异常，未予系统治疗，遂来诊。现症见：发热，咳嗽，胸痛，咯吐脓血，腐臭异常，汗多面赤、口苦而干，小便短赤，大便干。舌苔黄厚，脉滑数。

胸部CT提示：肺脓肿。

［西医诊断］肺脓肿。

［中医诊断］肺痈病。

［辨证］痰热壅盛证。

［治法］清热解毒，化痰排脓。

［处方］黄连解毒汤合苇茎汤加减。

［组成］鱼腥草30g、芦根60g、黄连5g、黄芩10g、金银花15g、连翘15g、半枝莲15g、蚤休15g、桃仁5g、冬瓜仁30g、薏苡仁15g、浙贝母10g。

7剂，100mL口服，每日1剂，分两次服用，早饭前晚饭后温服。

［二诊］7d后复诊，咯吐脓血仍多，余症悉减，仍遵原方服用。续服7剂，100mL口服，每日1剂，早晚分服。

［三诊］服药后热已退清，咯吐脓血渐减，遵原法出入更进一筹。终以清养补肺收功，调治半个月而痊愈。

［按语］本案因热壅血瘀，郁结成痈，病近半个月，痈肿内溃外泄，治疗重在清热解毒、化瘀排脓。《千金》苇茎汤的药性虽平淡，但清热、祛痰、化瘀、排脓之功能俱全，实践证明为治肺痈之良方。笔者认为其解毒消痈之力不足，故加解热毒、消痈肿之药，其中鱼腥草的用量为最。据现代药理研究结果，方中清热解毒药鱼腥草、金银花、连翘、蒲公英、半枝莲、蚤休等均有抗菌作用。桔梗是强有力的皂素祛痰药，配合冬瓜仁、薏苡仁、浙贝母等祛痰排脓的作用甚佳，符合"有脓必排"的原则。脓毒早去，腐脱新生，病愈则速。

第五节　以痈论治脾胃疾病及病案举隅

脾胃五行属土，居于中焦，为"气血生化之源"，共同承担着化生气血的重任，是"后天之本"，滋养着五脏并维持整个机体的运行。《脾胃论》云："百病皆由脾胃衰而生。"脾胃一旦受损，不但人体吸收不了水谷精微，更会累及其他脏腑，导致多病减寿，因此"治脾胃可安五脏"。《黄帝内经》谓之："有胃气则生，无胃气则死。"指通过观察"胃气"的强弱、有无来判断病情的预后，因此我们说脾胃是后天之本，调理身体或治疗疾病必从脾胃开始。笔者多年来跟随周学文老师，受到了周老的熏陶，认为脾胃疾病与"痈"关系密切，从"脾类痈"角度论治慢性萎缩性胃炎、消化性溃疡等，以该理论为指导，临床上疗效显著，故分享一些对于脾胃疾病的见解，以期为脾胃疾病的治疗提供一种新思路。

（一）慢性萎缩性胃炎

慢性萎缩性胃炎是慢性胃炎的一种类型，系指胃黏膜上皮遭受反复损害导致固有腺体的减少，伴或不伴肠腺化生和（或）假幽门腺化生的一种慢性胃部疾病。有研究显示萎缩性胃炎和肠化的胃癌发生率为0.1%/年和0.25%/年，有1/85的慢性胃炎、1/50的慢性萎缩性胃炎、1/39的肠化及1/19的胃黏膜异型增生（上皮内瘤变）在20年内发展为胃癌，因此及时治疗萎缩性胃炎是防止癌变的关键。慢性萎缩性胃炎病程较久、反复发作、久病多虚，往往表现为本虚标实、虚实夹杂证。本病可归属中医"胃痞""虚痞""痞满""胃痛""嘈杂"等范畴。

1. 以痈论治慢性萎缩性胃炎理论基础

（1）慢性萎缩性胃炎与痈的中医病因病机：痈者，壅也，是气血毒邪壅塞而不通之意，后代医家将"壅"逐渐演变为痈。《灵枢·痈疽》篇曰："热胜则肉腐，肉腐则为脓论述痈病热胜肉腐化脓的发病机制。"《景岳全书·外科钤》云："痈者，热壅于外，阳毒之气，其肿高，其色赤，其痛甚……"阐述了痈以红、肿、热、痛为典型表现。

《杂病源流犀烛》较为全面地叙述了胃脘痈的病因："胃痈之症，端由胃阳之遏。然其所以致遏，实又有因，不但寒也。必其人先有饮食积聚，或好饮醇醪，或喜食煎，一种热毒之气，累积于中，又或七情之火，郁结日久，复感风寒，使热毒之气，填塞胃脘。"阐明胃脘痈的主要病因为复感外邪、情志不畅、饮食失节。周老认为，饮食不节是幽门螺杆菌感染的重要病因，情志不调、复感外感可使幽门螺杆菌感染加重。

胃脘痈首见于《素问·病能论》篇："诊此者，当候胃脉，其脉当沉细，沉细者气逆……故胃脘为痈也。"指出胃脘痈病机为气逆热盛聚于胃中，胃腑不通，失于和降，郁而化热，腐蚀胃络，继而成痈。周老认为，毒热为阳邪，易损耗胃津，伤及本源，并耗伤胃气，侵犯胃腑，直接影响胃的生理功能，由此伤津耗气，动血耗血，易致气血失调，化瘀伤络，瘀热互结，从而损伤胃络，热盛肉腐成痈，而毒热蕴结，胶结固着，正是导致疾病缠绵难愈的原因，提出"毒热"理论，认为幽门螺杆菌的致病性归属于毒热之邪，毒热蕴结于胃而不解。

（2）慢性萎缩性胃炎与痈的西医病因病机：现代医学认为，慢性胃炎伴糜烂是指由幽门螺杆菌感染、进食对胃黏膜强刺激的食物及药物、胃酸增多及胆汁反流、自身免疫、焦虑抑郁等因素引起胃黏膜损伤的慢性炎症性病变。慢性萎缩性胃炎病理改变多见于黏膜上皮与腺体萎缩，萎缩较严重患者甚至可出现腺体丧失或黏膜变薄。该病主要病变在于胃固有腺的萎缩、肠上皮化生与炎症反应。慢性萎缩性胃炎的炎症反应与浅表性胃炎相似，但较浅表性胃炎更加严重，其固有腺体中存在大量淋巴细胞与浆细胞浸润，浸润深度可至黏膜肌层，形成淋巴集结与淋巴滤泡等；炎症细胞也可浸润腺体，破坏腺体结构，使腺腔内出现大量炎症细胞。大多数情况下，慢性萎缩性胃炎病变主要在于胃窦部、胃底部、贲门等部位，患病后可致患者发生上腹部隐痛与腹胀症状，部分患者可伴有食欲下降、营养不良等症状。

（3）慢性萎缩性胃炎与痈的局部病理改变：初期呈现黏膜下腺体水肿、充血、较多炎细胞浸润；中期胃黏膜充血有出血点，色灰暗或红白相间，黏膜变薄，正常皱襞消失，黏膜下血管暴露；后期腺体萎缩，肠上皮化生或不典型增生等。其内镜表现为胃黏膜红斑、出血点或出血斑、黏膜水肿或渗出、伴有糜烂，表现为中医"痈"之红、肿、热、痛，故以痈论治。

基于以上论述，笔者认为慢性萎缩性胃炎与痈在中医病因病机、西医病因病机与病理改变方面均有相似，因此将慢性萎缩性胃炎归属"胃脘痈"范畴。

2. 分期论治

（1）分期认识：根据慢性萎缩性胃炎的病机演变及病性转化，笔者将慢性萎缩性胃炎分为初、中、后三期。慢性萎缩性胃炎初期以脾胃湿热为主要表现，采用"消法"治疗，以清热除湿，消食和胃为主；中期病性转为虚实夹杂，脾气不足，无力运行血液，继而出现瘀血，以气虚血瘀为主要表现，采用"托法"，以补脾益气，祛瘀生新为主；疾病后期，胃阳不足，阴火有余，阴气久凝可化热，腐肌生痈，应用"补法"，以养阴清热，益胃生津为主。

笔者承继周老的学术思想，并在临床实践上反复体悟，饮食失节、情志失调为病之因，脾胃湿热为病之标，气滞血瘀为病之变，胃络失养为病之终。病属本虚标实，虚实夹杂，易生变证，故补益脾胃贯穿始终。

以痈论治慢性萎缩性胃炎，即以治疗痈的消、托、补法为指导原则，按照慢性萎缩性胃炎的分期，初期采用"消法"治疗，以清热除湿、消食和胃为主；中期采用"托法"论治，以补脾益气，祛瘀生新；后期应用"补法"，以养阴清热、益胃生津为主。

（2）分期治疗：

a. 初期

症见：胃脘灼热胀痛，口苦口臭，嗳气纳差，脘腹痞闷，渴不欲饮，小便黄。

舌脉：舌质红、苔黄厚或腻，脉滑或濡数。

治法：清热除湿，消食和胃。

处方：胃脘痈消1号方（黄芪10g、茯苓10g、白术10g、木香10g、砂仁（后下）10g、炙甘草10g、陈皮10g、法半夏10g、焦三仙10g、竹茹20g、黄连6g、吴茱萸6g）。

b. 中期

症见：胃脘痞满或痛有定处，胃痛拒按，黑便，面色暗滞。

舌脉：舌质暗红或有瘀点、瘀斑，脉弦涩。

治法：补脾益气，祛瘀生新。

处方：胃脘痈托1号方（生蒲黄10g、五灵脂10g、白芍10g、当归10g、马齿苋10g、姜黄6g、莪术6g、田三七末3g，冲服）。

c. 后期

症见：胃脘隐痛，饥不欲食，口燥咽干，大便干结，或脘痞不舒，或干呕呃逆。

舌脉：舌红少津，脉细数。

治法：养阴清热，益胃生津。

处方：胃脘痛补1号方（北沙参10g、麦冬10g、玉竹10g、炒白芍10g、生麦芽10g、佛手10g、浙贝母10g、乌贼骨10g、生地黄10g、党参10g、三七（单）1.5g、乌梅肉5g、生甘草6g）。

3. 注重外治

针灸治疗有助于改善临床症状，可减轻胃脘痛、胀满、嗳气、反酸、纳呆等症状。脾胃湿热者可针灸足三里、中脘、胃俞、脾俞、内关穴；脾胃虚弱者可加脾俞、梁丘、气海；胃阴不足者加三阴交；脾胃虚寒者，可用灸法，选取上中下三脘、足三里；气滞血瘀证加太冲、曲池、合谷；气虚血瘀证加血海、膈俞；兼有恶心、呕吐、嗳气者，加上脘、膈俞。

4. 预防调护

慢性萎缩性胃炎发病与患者生活习惯息息相关，根据患者体质情况和证型特点提出忌吸烟饮酒，饮食规律，加强锻炼，调整作息，调节情绪，可起到辅助治疗作用，促进疾病恢复。紧张、焦虑等不良情绪会诱发或加重疾病。应注重对患者的心理疏导，并且要积极开展健康宣教工作，根据每一种证型的特征，对患者进行有针对性的辅导，使患者能够正确地认识疾病，消除恐惧心理，建立起战胜疾病的信心，更好地与医生合作，从而提高临床疗效。

5. 病案举隅

曲某，女，58岁，2022年5月17日初诊。

［主诉］胃脘隐痛3年。

［病案介绍］患者3年前无明显诱因出现胃脘隐痛，未予重视。现症见：胃脘隐痛，伴痞胀，神疲乏力，口干欲饮，时有嘈杂，纳呆，夜寐可，二便尚可。舌质黯红、舌苔少津，脉略弦滑。

查胃镜示：慢性萎缩性胃炎伴糜烂；十二指肠球炎；反流性食管炎。

病理示：慢性萎缩性胃炎伴灶状肠化。

［西医诊断］慢性萎缩性胃炎。

［中医诊断］胃脘痛。

［辨证］胃阴不足证。

［治法］养阴益胃，和中止痛。

［处方］胃脘痛补1号方。

［组成］北沙参10g、麦冬10g、炒白芍10g、生麦芽10g、佛手10g、浙贝母10g、乌贼骨10g、生地黄10g、党参10g、三七（单）1.5g、乌梅肉5g、生甘草6g。

7剂，100mL口服，每日1剂，分两次服用，早饭前晚饭后温服。

［注意事项］嘱其戒酒，忌食辛辣刺激及肥甘厚腻，规律饮食，调畅情志，加强锻炼。

［二诊］患者自述胃痛明显缓解，偶有脘腹胀闷，食欲大增，无神疲、嘈杂、口干。舌质淡红、舌苔薄白，脉弦。继予初诊方10剂。患者症状有所缓解，嘱其定期门诊随诊，情志舒畅，饮食规律，加强锻炼，调整作息，1年后复查胃镜。

［按语］该案为典型的胃阴不足证，方中生地黄、麦冬、北沙参，性寒味甘，可养阴清热，生津润燥。以白芍养血柔肝，缓急止痛。阴虚日久，血行不畅，以三七活血化瘀。佛手气味清香，和胃止痛。麦芽消食导滞。党参益气养阴。乌梅生津止渴，配伍甘味药物以酸甘化阴。以乌贝散制酸止痛。二诊可见患者诸症平复，药已入里，而犹有胃阴亏虚之相，续服首方。

（二）消化性溃疡

消化性溃疡是一种在临床上比较常见的消化道疾病，它的发病范围主要集中在胃和十二指肠，也可以出现在食管下段、小肠、胃肠吻合口及其附近的肠袢，以及异位的胃黏膜等部位。因为溃疡的形成与胃酸、胃蛋白酶等消化性因素之间存在着密切的联系，因此它被称为消化性溃疡。消化性溃疡属于中医"胃脘痛""痞满""呕吐""吐血""便血"等范畴。周学文教授根据消化性溃疡的病因病机、临床表现以及纤维胃镜下病理形态学改变，提出以痈论治消化性溃疡理论。笔者继承和发扬周老的学术观点，将以痈论治消化性溃疡灵活运用于临床，取得较好的疗效。

1. 消化性溃疡从属"胃脘痛"范畴

（1）消化性溃疡与痈的病因病机相类似：消化性溃疡是由外邪伤中、肝气犯胃、情致过极、药邪损伤等原因引起的。该病的病位在胃，与肝、脾有很大的联系。病机以脾胃虚弱为本，"毒热"为标。"毒热"是消化性溃疡的主要致病因素，而其中重点强调的是"毒"。"毒"具有很强的攻击性，对人体的五脏六腑、奇经八脉、气血阴阳都有很大的损害。病起由热化毒，肝胆火旺，横犯脾土，脾胃运化失调，中焦气机逆乱，郁滞不行，久而化热，热与毒相蕴结，共同致肉腐血溢，形成溃疡。

"痈者，壅也，壅肿状"，在中医外科学理论中，任何皮肤间的急性化脓性炎症，都会出现红肿、疼痛等症状，被称为痈。《灵枢·痈疽》云："热盛则肉腐，肉腐则为脓"，痈与消化性溃疡在病机上非常相似，多由外感六淫，饮食不节内郁，外受湿热火毒之邪发病。胃脘痛首次出现于《黄帝内经》，《素问·病能论》中黄帝问岐伯曰："人病胃脘痈者，诊当何如。"岐伯答曰："诊此者，当候胃脉，其脉当沉细，沉细者气逆，逆者，人迎甚盛，甚盛则热；人迎者，胃脉也，逆而盛，则热聚于胃口而不行。故胃脘为痈也。"由此得出"热盛"是其发病的根本原因。

（2）消化性溃疡与痈的临床表现、病理形态相类似：消化性溃疡的临床表现为隐痛、钝痛、胀痛、灼烧样疼痛，多表现为上腹部的疼痛。消化性溃疡的深浅及面积的大小在临床上不尽相同，常穿透黏膜下层至肌层或浆膜层，典型溃疡有四层结构，渗出层、坏死层、肉芽层、瘢痕层，溃疡病在胃镜下可见椭圆形的、坚硬的溃疡表面，边缘光滑，有明显的增厚和出血水肿，底部有灰黄色或灰白色的渗出物。消化性溃疡的临床表现及胃镜下的病理形态变化可以用"红、肿、热、痛"4个字概括，这与中医外科痈的临床表现极其相似，故称消化性溃疡为"内痈"，提出"以痈论治"消化性溃疡的观点。

基于以上论述，消化性溃疡的病因病机、临床表现、病理形态都与痈极为相似，因此消化性溃疡归属"胃脘痈"范畴。

2. 分期论治

（1）分期认识：消化性溃疡病机的演变是由气（郁）致血（瘀），由实转虚，寒热交互作用形成的。其发病机制以"毒热"为标，主要表现在脾胃虚弱。消化性溃疡是一种慢性疾病，其发病初期为"气"，病久入络，气血瘀滞，瘀久化热，热盛毒腐成痈。气能行血，胃气不通则胃之血脉亦不通。早期溃疡病为气血壅滞，内生湿热，中期病邪致使阳明热化，以毒热蕴胃、热盛肉腐为变，后期气血消耗，终致脾胃虚弱。在中医外科理论中，对于疮疡的内治法，有3个总的原则，被称为"消、托、补"三法。"消"法应用于肿疡早期，未溃脓之时，令邪消散，以防毒邪郁而成脓。"托"法是指在溃疡发展到中期，此时热腐成脓，由于疮口不能溃破，或人体正气虚弱，无力托毒外出，导致脓毒滞留。"补"法是指用有脱腐生肌，补血益气作用的中药在溃疡后期，化瘀生新，使功能恢复，防止余邪留恋，以助新发，加快疮面愈合的方法。

（2）分期治疗：

a. 初期

症见：胃脘灼痛、反酸嘈杂等为主要症状，伴有口干、口苦。

舌脉：舌红、黄苔，或黄厚苔或腐苔，脉弦或弦数。

治法：清热解毒，消痈利湿。

处方：胃脘痈消2号方加减〔黄连6g、苦参6g、黄芪10g、白及10g、浙贝母10g、海螵蛸10g、煅瓦楞10g、茯苓10g、白术10g、三七粉（冲服）1.5g、甘草6g〕。

b. 中期

症见：胃脘胀痛，痛势不剧，口干、形体消瘦。

舌脉：舌红、薄苔，脉弦或弦滑。

治法：扶益正气，托毒外出。

处方：胃脘痈托2号方加减〔生黄芪15g、当归30g、川芎10g、皂角15g、穿山甲（冲服）5g、陈皮15g、防风20g、白术15g、白芍60g、白头翁30g、秦皮20g〕。

c. 后期

症见：胃脘隐痛、伴倦怠乏力、面色无华、大便溏。

舌脉：舌淡少津，脉细。

治法：补气养血，恢复正气。

处方：胃脘痈补2号方加减（黄芪25g、苦参10g、白及15g、元胡10g、野菊花10g、浙贝母15g、乌贼骨10g、三七粉2g、太子参10g、陈皮15g、生甘草10g）。

3. 注重外治

《医学源流论》中记载："外科治法，最重外治。"外治法是指在患者的体表或病灶上，通过特定的药物、物理方法或某种仪器等，直接对患者的体表或病灶进行治疗，从而达到减轻或治愈的目的。中药灌肠是中医临床常用的一种外治疗法，其特点是"直入病灶"，可避免消化道受到刺激，减少消化道副作用，被众多医家应用于临床。由于灌肠药多在活动期使用，所以很多医家都会选择清热解毒、凉血消痈的药物，同时辅以敛疮生肌的药物来迅速减轻患者的临床症状。

4. 预防调护

笔者认为，精神、心理等因素与疾病有很大的联系，所以要加强对神经功能的调控，避免受到情绪的刺激，同时要注意调整自己的心态。急性的情绪压力会导致消化道溃疡，故嘱咐患者切勿急躁，并给予其安慰及信心，使患者心情平静，肝气得以疏泄，气机得以畅通，可以减轻或预防溃疡的出现，避免出现恶性循环，从而改善病情。

5. 病案举隅

患者，男，34岁，工人，2022年6月3日就诊。

[主诉] 胃脘部反酸、烧心1个月，加重5d。

[病案介绍] 患者1个月前无明显诱因胃部出现反酸、烧心，自服法莫替丁片可缓解，未规律用药。5d前因饮食不洁，上述症状加重。现症见：反酸、烧心，无明显胃痛，伴倦怠乏力，无腹胀、恶心、呕吐，纳差，寐可，二便如常，无黑便，舌红，舌体胖大，苔黄厚，脉滑。

查体：剑突下无压痛、反跳痛及肌紧张。

胃镜检查：胃小弯溃疡，溃疡面积0.8cm^2。

[西医诊断] 胃溃疡。

[中医诊断] 胃脘痛。

[辨证] 热毒蕴湿证。

[治法] 清热解毒，消痈利湿。

[处方] 胃脘痛消2号方加减。

[组成] 黄连6g、苦参6g、黄芪10g、白及10g、浙贝母10g、海螵蛸10g、煅瓦楞10g、茯苓10g、白术10g、三七粉1.5g、甘草6g。

7剂，100mL口服，每日1剂，分两次服用，早饭前晚饭后温服。

[注意事项] 嘱其勿过劳，畅情志，节饮食。

[二诊] 服药后反酸、烧心明显减轻，倦怠乏力，舌红，舌体胖大，苔薄黄，脉滑。药初见效，继授方6剂。用法同前。

[三诊] 时有反酸，无烧心，倦怠乏力不明显，舌红，舌体胖大，苔薄白，脉略滑，余同前。热邪已减，但湿邪仍难解，酌加利湿之品，在前方基础上加蒲公英10g以清热消痈而利湿，橘络10g理气和胃，取气化湿行之意。9剂，用法同前。

[四诊] 偶有反酸，略觉便秘，纳眠可，小便正常，舌淡红，舌体略大，苔薄，脉略滑。再以前方加瓜蒌10g清热消痈而理气，使气化湿行。9剂，用法同前。

[五诊] 患者又继服上方1个月余后复查胃镜，溃疡愈合。

[按语] 消化性溃疡治疗的目标是减轻症状，加速痊愈，预防复发。笔者将消痈生肌，祛腐生新作为主要的指导思想，选取了几种能够抑制幽门螺旋杆菌、中和

胃酸、保护胃黏膜及生肌的药物组成主体方药。主要的方药有黄芪、苦参、白及、三七、蒲公英、连翘、浙贝母、海螵蛸、煅瓦楞、茯苓、白术、甘草等。黄芪甘温纯阳，是临床上常用的中药，具有补脾、益气活血、生津止渴的功效。苦参苦可燥湿，寒可清热，用于湿热蕴结肠胃，以清热燥湿。现代研究表明，苦参有抗菌、抗炎、镇静、镇痛作用。将它应用于临床，不仅可以减轻患者的疼痛，还可以对病变周边的炎症、水肿起到抑制作用。白及性凉、苦，是一种具有敛气、祛痰、止血、消痈的药物。现代研究表明，其水煎液能显著地减少出血时间，并有一定的止血效果，用水浸渍液覆盖伤口，能使伤口愈合，并能迅速止血。对盐酸所致的胃黏膜损伤有明显的保护作用，使胃黏膜溃疡明显减轻，溃疡抑制率达94.3%。三七祛瘀止血，具有活血止痛的功效，与连翘配伍，可清热解毒，消痈散结。蒲公英有清热解毒的功效，加入浙贝母、海螵蛸、锻瓦楞可以清热消肿，开郁散结，加入茯苓、白术，可以利水渗湿。

第六节　以痛论治肿瘤疾病及病案举隅

早在3500年前殷周时代的甲骨文上已有"瘤"的记载。2000多年前的《周礼·天官》记载了"疡医"的出现，《黄帝内经》对"瘤"做了初步分类记载，《灵枢·痈疽》记载到"发于膺，名曰甘疽。色青，其状如榖实瓜蒌，常苦寒热，急治之，去其寒热，十岁死，死后出脓。"这与晚期乳腺癌的症状极其相似。宋代医家陈无择提出的"三因学说"对分析肿瘤的病因有重要的指导意义，历代医家对肿瘤病机的阐述可归纳为气虚、血瘀、痰湿、热毒。现代医家对肿瘤疾病有了新的认识，刘嘉湘提倡扶正法治疗癌瘤，强调扶正治本、扶正祛邪二者不能偏废，治病求本重在脾肾，重视健脾益气、温肾阳、滋肾阴等法。笔者总结多年临床经验，认为肿瘤疾病与"痈"关系密切，将"以痈论治"理论应用于肿瘤治疗中，获得良好的疗效。

一、总论

（一）中医理论

恶性肿瘤的临床症状通常以局部肿物、局部溃烂、局部疼痛为主，早期中医文献中对恶性肿瘤的描述常用"痈疽""疮疡"等中医外科词汇，如《诸病源候论·石痈候》曰："石痈者……其肿结确实，至牢有根，核皮相亲。""癌"字首次出现于宋代的外科专著《卫济宝书·痈疽五发》曰："五发痈疽，一曰癌，二曰瘰，三曰疽，四曰瘤，五曰痔。"

在病机方面，《灵枢·痈疽》篇指出"血泣不通，不通则卫气归之"，而《圣济总录·瘿瘤门》曰："瘤之为义，留滞而不去也。"痈是由于外邪、内伤等致病因素侵袭机体后，脏腑不和，正气不足，气血壅滞，毒邪致伤。气滞血瘀既是病理产物，也是病机特点。肿瘤是在内因、外因、不内外因等因素作用下，正气不足为本，邪毒为标，气血运行不畅，引起局部气血凝滞，形成肿物，甚至破溃，故而气滞血瘀是痈和恶性肿瘤的共同病机。

在治法方面，痈疡理论的"消、托、补"三法分别对应初期、中期、后期，肿瘤也应分期治疗，二者在治法上有异曲同工之妙。

1. 肿瘤初期

肿瘤初期正气亏虚不甚，邪气渐聚，此时可应用痈初起的消法，抑制邪毒结聚成脓，因此《外科证治全生集》提出："以消为贵，以托为畏。"消法是消除邪气积聚的大法，肿瘤是由多种病理产物壅塞机体所致，包括气滞、血瘀、痰阻、热郁、癌毒等，根据不同的病机，选择理气行滞、活血化瘀、化痰利水、清热解毒等不同的治法。

2. 肿瘤中期

肿瘤进展，痰气瘀毒等病理产物壅滞脏腑经络，正气渐亏，癌毒内盛，此时表现为正虚邪实之象，治疗上应兼顾扶正与攻邪，做到攻邪不伤正，扶正不留邪。托法意指托邪外出，包括补托法和透托法。补托法重在攻补兼施，肿瘤的根本病机是正气亏虚，所以扶正应贯穿于肿瘤治疗过程中，而肿瘤中期更应调和扶正与祛邪的关系。透托法是透脓外出，促进破溃，在肿瘤治疗中应慎用此法。

3. 肿瘤晚期

随着肿瘤不断进展，正气愈加亏虚，放化疗以及药物毒损伤机体正气，使元气大伤，正气无力驱邪，则进入肿瘤晚期。此时脏腑气血亏虚，痰瘀热毒搏结更甚。此时对应肿疡溃脓期的补法，通过补正助养新生，促进疮口愈合。疮疡为局部疾病，而恶性肿瘤是全身性疾病，故肿瘤晚期，正虚是更甚于疮疡，应以扶正为大法，以益气养血、温阳健脾、滋阴补肾为治疗原则。

（二）现代医学

现代医学研究证实肿瘤内微生物可以诱导慢性炎症，导致肿瘤的发生，甚至可以说肿瘤就是一种慢性炎症。而微生物感染及慢性炎症也是疮疡最主要的病理学特点。

1. 微生物理论

肿瘤内微生物参与肿瘤的形成及生长，研究显示，微生物可能在肿瘤早期已在其内定植，并通过促进肿瘤微环境的形成，参与肿瘤的发生过程。这与微生物在疮疡形成发展过程中的作用极其相似。

此外，微生物可通过胞苷脱氨酶等代谢途径影响化疗药物的活化，抑制化疗效果，促进肿瘤生长。而微生物感染亦是疮疡经久不愈的重要因素，有研究发现金黄色葡萄球菌感染是导致压疮难以痊愈的原因。

2. 慢性炎症理论

现在对肿瘤发生研究重点就是"炎癌转化"，指长期慢性炎症可诱导肿瘤的形成，肿瘤组织伴随着持续的炎症，干扰着免疫治疗及机体免疫功能的发挥。而慢性炎症也是疮疡的病理状态。

肿瘤内微生物理论和慢性炎症理论有力地证明了肿瘤是一种特殊的疮疡，这为中医肿瘤疮疡理论提供了新的现代医学基础，丰富了中医肿瘤疮疡理论的内容。

二、分论

笔者认为肿瘤疾病与"痈"关系密切，从"痈"角度论治肿瘤疾病，如大肠癌、肺癌、乳腺癌、胃癌、淋巴瘤等，以该理论为指导，分享一些笔者对于肿瘤疾病的见解，以期为肿瘤疾病的治疗提供一种新思路。

（一）大肠癌

大肠癌是人类最常见的恶性肿瘤之一，也是造成全球癌症相关死亡的主要原因。2020年最新数据显示，全球每年新增近135万肠癌病例，死亡80万例。全球癌症发病率前10的恶性肿瘤中，肠癌名列第三位；死亡人数中，肠癌则列居第二位，仅次于肺癌。近年来，大肠癌发病率呈逐年上升趋势，且发病年龄愈加呈现年轻化。这与现今饮食结构和生活方式的改变密切相关。中医学中虽无大肠癌明确病名记载，但参考其症状特点，可将其归属于"积聚""肠积""肠风""锁肛痔""癥瘕""肠覃""癌病""脏毒"等疾病范畴。

1. 大肠癌从属"脾类痈"范畴

中医古籍对大肠癌病因病机的认识最早见于《灵枢·刺节真邪》："虚邪之中人也，洒淅动形……虚邪之入于身也深，寒与热相搏，久留而内着……合而为肠瘤。"《诸病源候论·积聚病诸候》记载："诸脏受邪……留滞不去，乃成积聚。"后世医家对大肠癌的症状加以描述，《外科大成》卷二有云："脏痈痔肛门肿如馒头，两边合紧，外坚而内溃，脓水常流。"《太平圣惠方》卷六十记载："风冷热毒，搏于大肠，大肠既虚，时时下血，故名肠风也。"《古今医鉴》卷八云："夫肠澼者，大便下血也。"《诸病源候论》卷三十四曰："肛边肿核痛，发寒热而血出者，肠痔也。"《医灯续焰·积聚脉证》记载："如肠腹攻冲，疝疬瘕热，胸腹胀满，切痛雷鸣等证，皆聚之类也。"

基于古代医家的认识，现代医家多认为大肠癌的病因病机复杂，与"湿瘀毒虚"密切相关，在内以脾脏虚损为本，在外以起居失常、饮食失调、外邪侵袭所致的湿热、瘀毒为标。周岱翰教授认为本病病机与大肠"壅塞"相关。患者多因先天不足，脾肾亏虚，湿热邪毒趁虚外袭肠道，日久秽浊阻滞，血运不畅，湿热毒瘀搏结，发为肠道癥积。本病病位在肠，常累及肝、肾、脾、胃等脏。基于现代文献分析，葛青云等研究发现目前大肠癌中医证型以瘀毒内结、气血不足、脾肾两虚、湿热蕴结、肝肾亏虚为主。周仲瑛教授根据病证结合的原则，临床上治疗本病注重扶正的同时多用"抗癌解毒"之法。当代大多医家认为大肠癌以脾虚为本、湿热瘀毒为标。

基于以上论述，笔者认为大肠癌与痈有着相同的病机，且与脾关系密切，因此可以将大肠癌归属于"脾类痈"范畴。

2. 分期论治

（1）分期认识：根据大肠癌的病机演变及病性转化，笔者将大肠癌分为早、中、晚三期。早期以实证为主，多由湿热之邪侵袭肠道致血脉瘀阻，以湿热瘀阻为主要表现；中期，病性转为虚实夹杂，脾气亏虚，邪毒与血瘀互结，以脾虚瘀毒为主要表现；晚期，邪毒、血瘀日久缠绵，导致气血亏虚，肾精亏虚加重，以肾虚为主要表现。

以痈论治大肠癌，即以治疗痈的消法、托法、补法为指导，按照大肠癌的分期，早期采用"消法"治疗，以清热利湿，解毒散结为主；中期采用"托法"论治，以益气健脾，活血化瘀为主；晚期应用"补法"，以益气养血，健脾补肾为主。

（2）分期治疗：

a. 早期

症见：腹痛腹胀，里急后重，大便黏液或便下脓血，或大便难，胸闷，口渴，口苦口干，恶心，纳差，小便短赤。

舌脉：舌质红，苔黄腻，脉滑数。

治法：清热利湿，解毒散结。

处方：大肠消痈方加减（白头翁15g、败酱草20g、黄连10g、黄柏10g、秦皮10g、当归15g、甘草10g、生薏苡仁15g、白花蛇舌草30g、半枝莲15g、茯苓15g、炒白术10g）。

b. 中期

症见：神疲乏力，大便溏薄或大便秘结，腹胀腹痛，痛有定处，或腹部可扪及包块，胃纳减少或食欲差，恶心呕吐，肠鸣。

舌脉：舌质淡紫，或有瘀斑、瘀点，脉弦细或细涩。

治法：益气健脾，活血化瘀。

处方：大肠托痈方加减（人参6g、茯苓12g、黄芪30g、金银花15g、玄参15g、当归10g、甘草6g、仙鹤草12g、大血藤10g、白花蛇舌草15g）。

c. 晚期

症见：面色苍白，气短乏力，腹痛隐隐，大便溏薄，或腹胀便秘，形体消瘦，肢体水肿，头晕心悸。

舌脉：舌质淡，苔薄白，脉细数。

治法：益气养血，健脾补肾。

处方：大肠补痈方加减（人参10g、黄芪30g、熟地15g、白芍15g、炒白术15g、川芎10g、当归15g、茯苓20g、炙甘草10g、灵芝10g）。

3. 预防调护

（1）养成良好的排便习惯，每日定时排便。

（2）适当运动，根据自身情况，选择适当强度的运动，如散步、太极拳、慢跑等。

（3）饮食宜清淡，忌食辛辣肥甘厚味，戒烟戒酒。

4. 病案举隅

患者朱某，男，69岁，2022年7月20日初诊。

［主诉］排便困难2个月余，乏力加重1周。

［病案介绍］2022年5月初因排便困难，便血，于辽宁省肿瘤医院行肠镜检查，提示结肠腺癌。全腹CT：肝右叶占位，考虑转移瘤可能性大。患者行XELOX方案联合贝伐珠单抗治疗2周期，因严重消化道反应，Ⅳ度骨髓抑制，抗拒化疗，为求中西医结合治疗遂来诊。现症见：神疲乏力，肝区隐痛，食少纳差，恶心呕吐，夜寐欠安，大便溏薄，小便尚可。舌质淡，苔少，脉细涩。

［西医诊断］结肠恶性肿瘤；肝继发恶性肿瘤。

［中医诊断］大肠癌。

［辨证］脾虚瘀毒证。

［治则］益气健脾，化瘀解毒。

［处方］大肠托痛方加减。

［组成］人参6g、黄芪30g、茯苓15g、炒白术15g、玄参15g、当归10g、金银花15g、仙鹤草12g、大血藤10g、炙甘草10g、陈皮15g、竹茹20g、生姜10g、肉豆蔻10g、延胡索10g、川楝子10g。

10剂，每剂加水煎取300mL，每日1剂，分两次，早晚温服。

［二诊］2022年8月1日，患者复诊自述恶心呕吐症状消失，饮食好转，睡眠正常，自觉腹胀腹痛，舌质淡，苔白，脉弦细。予原方去竹茹、生姜，加枳实10g、厚朴10g行气除胀。继续服药10剂。

［三诊］2022年8月15日，患者于5d前行第3周期化疗，副作用明显减少，均可耐受。复查全腹CT显示肝脏病灶较前缩小。患者化疗后仍觉乏力，腹胀腹痛好转，饮食略减少，余症状同前。舌质淡，苔白，脉细。原方续服，嘱患者化疗期间，继续中药口服。

［按语］患者老年男性，确诊结肠癌，肝转移，经化疗后耗伤正气，脾气亏虚，故神疲乏力、食少纳差、大便溏薄；气虚血行不畅，则肝区隐痛；脾胃亏虚，药毒乘虚而犯，中焦运化失司，则恶心呕吐；舌质淡，苔少，脉细涩，皆是脾气亏虚，瘀毒内阻之象。治以益气健脾，化瘀解毒之法，以大肠托痛方加减，方中四君子汤配黄芪、陈皮以健脾补气；四妙勇安汤活血化瘀、解毒止痛；仙鹤草、大血藤化瘀解毒；延胡索、川楝子行气止痛；患者恶心呕吐，故加竹茹、生姜、肉豆蔻降逆止呕。二诊患者消化道反应明显好转，饮食较前好转，然自觉腹胀腹痛，此乃气机不畅，阻碍中焦，故去竹茹、生姜，加枳实、厚朴行气除胀。三诊患者化疗不良反应明显较前减轻，效不更方。

该患者首诊时，化疗反应大，不能耐受，经中药治疗后，顺利完成后续化疗。患者化疗接受中医治疗，不仅能减轻化疗毒性，还能增强化疗的疗效。大肠托痛方是在补托理论下，补脾益气，托药毒外出，攻补兼施，扶正祛邪。

（二）肺癌

肺癌是一种源于支气管黏膜上皮的恶性肿瘤，已成为我国发病率和死亡率最高的癌症之一，严重危害人类身心健康。流行病学研究显示，2020年我国新发肺癌占新发癌症总量的11.4%，死亡率高达18.0%，而且其发病率仍呈明显的上升趋势。预计2025年中国每年肺癌发病人数将超过100万，成为世界第一肺癌大国。在中国古代文献中无肺癌的病名，但诸多古籍中记载的疾患与肺癌的症状相似，故根据临床表现，肺癌可归属于中医学"息贲""肺壅""痞癖""肺积""咯血""咳嗽""胸痛"等范畴。

1. 肺癌从属"肺类痈"范畴

古籍描述肺痈以咳嗽、胸痛、发热以及咳吐腥臭脓血痰为主要特征，这与肺癌导致的阻塞性肺炎症状极其相似。肺痈多因感受风热邪气，炼液为痰，痰热壅于肺叶；或因肥人素体痰盛，过食辛辣，痰热内生，因而成痈。古人认为肺痈"始萌可救，脓成则死"，可见其预后极差。

肺癌多因痰、瘀、毒、虚、郁五大病理因素，导致脏腑失和，痰气交阻，瘀血凝滞而生。基本病机为正虚邪实，正虚分阴虚、阳虚两大类证；邪实以气滞、血瘀、痰湿、热毒多见。痰湿热毒是肺癌与肺痈共同的病因，因此将肺癌归属于"肺类痈"范畴。

2. 分期论治

（1）分期认识：笔者根据肺癌的病机特点将其分为早期、中期、晚期。早期患者正气尚足，痰浊与毒瘀交结于肺，阻碍肺气宣肃，以痰瘀互结为主要表现，治疗主要运用"消法"，理气活血，消散痰凝；中期患者邪毒未除，正气渐虚，以脾虚痰湿为主要表现，治疗主要运用"托法"，益气健脾，燥湿化痰；晚期患者病程日久，正气亏虚，无力驱邪，以气阴两虚为主要表现，治疗主要运用"补法"，益气养阴，金水相生。

（2）分期治疗：

a. 早期

症见：咳痰，咳嗽，气短喘促，胸闷，胸痛、时刺痛，痰多黏稠或痰中带血，食少纳果，呕恶，乏力，口唇紫暗。

舌脉：舌淡暗或有瘀斑、瘀点，苔腻，脉细涩或弦。

治法：祛痰止咳，化瘀散结。

处方：肺积消方加减（天南星15g、清半夏10g、金荞麦30g、鱼腥草20g、桔梗15g、浙贝母15g、杏仁10g、仙鹤草20g、川芎10g、白花蛇舌草30g）。

b. 中期

症见：咳嗽，痰多，咳痰稀薄，疲乏懒言，纳呆消瘦，胸闷气短，腹胀便溏。

舌脉：舌淡胖，边有齿痕，苔白腻，脉濡缓。

治法：健脾燥湿，理气化痰。

处方：肺积托方加减（党参15g、白术15g、茯苓25g、法半夏10g、陈皮15g、炙甘草10g、桔梗15g、瓜蒌25g、薏苡仁30g、半枝莲15g）。

c. 后期

症见：干咳少痰，咳声低微，或痰中带血，颜面萎黄暗淡，神疲乏力，口干气短，食少纳呆。

舌脉：舌淡红，苔少或无苔，脉细。

治法：益气养阴，化痰散结。

处方：肺积补方加减（沙参20g、麦冬15g、玉竹15g、百合20g、川贝母10g、杏仁10g、五味子10g、灵芝15g）。

3. 预防调护

（1）戒烟戒酒，避免被动吸烟。

（2）适当运动，经常做深呼吸，尽量把呼吸放慢，增加肺活量。

（3）饮食宜清淡，忌食辛辣肥甘厚味。

（4）避免受凉，减少公众场所聚集，防止呼吸道感染。

4. 病案举隅

患者李某，女，72岁，2023年2月2日初诊。

［主诉］确诊肺癌1年余。

［病案介绍］2022年初因咳嗽，于当地医院行胸部增强CT提示：右肺下叶胸膜下占位性病变，恶性可能大；纵隔内可见肿大淋巴结。肿物穿刺活检病理提示：右肺腺癌。基因检测未见基因突变。2022年3月行贝伐珠单抗联合AP方案化疗6周期，评效CR。2023年1月肿瘤病灶进展，出现肋骨转移，家属拒绝再次化疗，为求中医治疗遂来诊。现症见：神疲乏力，干咳少痰，咳声低微，气短，活动后喘促，右胸部疼痛，食少纳呆，夜寐可，大便秘结，小便少。舌淡红，无苔，脉细数。

［西医诊断］肺恶性肿瘤；骨继发恶性肿瘤。

［中医诊断］肺积。

［辨证］气阴两虚证。

［治法］益气养阴，化痰散结。

［处方］肺积补方加减。

［组成］沙参20g、麦冬15g、玉竹15g、百合20g、川贝母10g、杏仁10g、五味子10g、灵芝15g、仙鹤草30g、黄芪30g、川芎10g、当归15g、炙甘草10g、延胡索10g、川楝子10g、鸡内金15g。

10剂，每剂加水煎取300mL，每日1剂，分两次，早晚温服。

［二诊］2023年2月13日，患者复诊自述乏力、咳嗽好转，仍气短，饮食略好转，二便可。舌淡红，少苔，脉细。予原方加山萸肉15g、胡桃肉15g补肾纳气，降气平喘。继续服药10剂。

［三诊］2023年2月22日，患者复诊咳嗽、喘促均好转，舌淡红，苔白，脉细。患者症状好转，效不更方，予原方续服。

［按语］患者老年女性，确诊晚期肺癌、骨转移，癌毒内蕴，日久伤津耗气，肺气亏虚则干咳少痰，咳声低微，气短，动则喘促；脾气亏虚则神疲乏力，食少纳呆；津液亏虚则大便秘结，小便少；舌淡红，无苔，脉细数，为气阴耗伤之象。治以益气养阴，化痰散结。初诊以沙参、麦冬、玉竹、百合滋阴润肺；黄芪、炙甘草、五味子、灵芝、鸡内金益气养阴，健脾益肺，培土生金，气阴双补；川贝母、杏仁、仙鹤草化痰降气止咳；川芎、当归、延胡索、川楝子行气散结止痛。二诊患者症状较前好转，仍有气短症状，肾为气之根，亦为先天之本，兼有纳气平喘之功，故加山萸肉、胡桃肉等补肾纳气，降气平喘，改善气短症状。三诊患者诸症均有所改善。笔者以痛"补法"为指导，以肺积补方加减治疗，全方主以益气养阴，培土生金，改善患者临床症状，提升生活质量。

第七节　其他疾病病案举隅

一、失眠

病案一

姜某，女，35岁，2023年5月20日初诊。

［主诉］不寐1个多月。

［现病史］1个多月前因抚育幼儿致使出现不寐，多梦易醒，醒后不易入睡（约3

次/夜），尿频（3次/夜），于附近诊所就诊，效果不显，遂来医院就诊。现症见：失眠，多梦易醒，醒后不易入睡（约3次/夜），尿频（3次/夜），时有食后胃胀，打嗝，反酸，烧心，晨起口干口苦，略有怕风怕冷，平素乏力倦怠，情绪时有急躁，纳少，大便1日1行，脉弦细，舌质暗，有齿痕，舌尖红，少苔。

既往史：妊娠期糖尿病病史。

［西医诊断］失眠。

［中医诊断］不寐。

［辨证］肝火犯胃证。

［治法］疏肝泄火，健脾安神。

［处方］柴胡加龙骨牡蛎汤加香砂六君子加减。

［组成］北柴胡25g、黄芩片10g、桂枝15g、龙骨30g、牡蛎30g、党参片20g、煅磁石30g、茯苓20g、炙甘草10g、川芎10g、知母10g、酸枣仁20g、白术20g、陈皮15g、姜半夏9g、紫苏叶10g、木香10g、砂仁6g、郁金10g、石菖蒲15g、黄连6g、厚朴15g、白芍15g、儿茶5g、炒鸡内金25g、制远志15g、茯神20g、首乌藤20g。

14剂，100mL口服，每日1剂，分两次服用，早饭前晚饭后温服。

［注意事项］嘱其戒酒，忌食辛辣刺激及肥甘厚腻，规律饮食，调畅情志，加强锻炼。

［二诊］患者自述服药后不寐、多梦、胃胀、尿频及情绪急躁诸症较前缓解，但仍时有口干口苦，乏力倦怠。右弦细，左弦滑，舌质暗，苔薄白。予上方基础上加乌药、珍珠母、合欢花、海螵蛸、夏枯草、龙胆草、益母草续服10剂。嘱其定期门诊随诊，调情志疏，饮食规律，加强锻炼，调整作息，半年后复查。

［按语］本案属于典型的肝火犯胃证，因抚育幼儿致情绪急躁，肝气郁结，肝火犯胃，心神失养，故不寐，治疗重在疏肝，健脾和胃。故笔者予柴胡桂枝龙骨牡蛎汤加香砂六君子汤加之，方中，柴胡、桂枝、黄芩和里解外；龙骨、牡蛎、磁石重镇安神；茯苓宁心安神，通利小便；党参扶正祛邪。酸枣仁、知母、川芎、甘草合酸枣仁汤，以养心安神。香砂六君子汤中，木香、砂仁芳香行气，茯苓、白术、党参、甘草、健脾补气；陈皮、白术，理气化痰。在此基础上加郁金、石菖蒲、白芍理气解郁，镇静安神；鸡内金消食和胃，远志、茯神、何首乌宁心安神，黄连清火解毒，以泄肝胃之火；厚朴下气除满，以消痞满；儿茶以解反酸呃逆，诸药合用共奏疏肝安神，健脾和胃之功。二诊可见患者诸症平复，药已入里，而犹有肝郁火热之相，在首

方的基础上加乌药温中和胃，降逆止呕；珍珠母、合欢花养心安神；海螵蛸收敛制酸；夏枯草、龙胆草，清肝泻火；益母草清热解毒，诸药合用以泄肝胃之火。

病案二

患者梁某，女，69岁，2023年6月5日初诊。

［主诉］失眠2年余。

［病案介绍］患者自述2年前无明显诱因出现失眠，易醒，未予治疗，遂来诊，刻下：眠浅，易醒，醒后不易入睡，无多梦，一夜入睡时长3~4h，平素性格急躁，盗汗，无乏力困倦，无口干口苦，怕冷，喜热饮，喉痒咽干，干咳2个月余，2023年4月17日于某医院查CT示：肺结节。大便每日1行，便溏，小便有泡沫，脉弦滑，舌质暗，舌边红，苔薄白。既往史：乳腺结节，主动脉及冠状动脉硬化。

［西医诊断］失眠。

［中医诊断］不寐。

［辨证］肝阴虚合脾阳虚证。

［治则］温阳健脾，养阴安神。

［处方］北柴胡25g、姜半夏9g、桂枝15g、干姜10g、甘草15g、龙骨30g、牡蛎30g、煅磁石30g、党参片20g、茯苓20g、酸枣仁30g、珍珠母20g、川芎15g、知母10g、合欢花20g、五味子15g、蜜紫菀20g、蜜款冬花20g。

14剂，每剂加水煎取100mL，每日1剂，分两次，早晚温服。

［二诊］2023年6月22日，患者复诊。自述干咳症状消失，有效睡眠时间延长至4~5h。舌脉同前。予原方去蜜紫菀、蜜款冬花，酸枣仁减至20g。余方不变，继服10剂。

［按语］患者为老年女性，眠浅易醒，醒后不易入睡，入睡时长3~4h，诊断为不寐。平素性格急躁，情志不遂可导致肝疏泄失常，气血不调，长期日久化火，可灼伤阴液。肝郁兼阴虚火旺则见舌质暗，舌边红，盗汗；怕冷，喜热饮，便溏则属于脾阳虚。在临床上，不寐往往兼见多种证型表现，即复合证型不寐，本病多为虚实夹杂，由不寐迁延发展所导致。中医学认为五脏相关并相互影响，各脏腑又有不同的阴阳属性，故形成了复杂多变的不寐证型。五脏之中，肝主疏泄，喜条达而恶抑郁，肝郁则影响气机调畅，乘脾则致脾虚，"阳入于阴则寐"，故少阳枢机扭转不利，阳不入阴，则不寐。本方在柴胡桂枝干姜汤、酸枣仁汤基础上加减化裁而来。方中北柴胡疏肝解郁；干姜温运脾阳，桂枝辛温，与干姜共助脾之升发运化；加龙骨、牡蛎、煅

磁石潜镇沉降；川芎辛散之力可疏肝气，伍以酸枣仁，一收一散，补中有行，养肝宁心，同时施以重镇安神与补养安神；茯苓养心安神；珍珠母、合欢花滋阴养血；姜半夏燥湿化痰。喉痒咽干，干咳，则以款冬花和紫菀润肺止咳、下气化痰；五味子敛肺止咳平喘。全方温阳健脾，养阴安神。二诊患者干咳症状消失，故去蜜紫菀、蜜款冬花，不寐症状较前好转，将酸枣仁减至20g继服10剂巩固。

病案三

患者秦某，女，53岁，已婚，退休，2024年6月5日初诊。

［主诉］失眠3年，加重10d。

［病案介绍］患者自述3年前因更年期致失眠，于医院服用中药，疗效差。刻下：眠浅，易醒，醒后不易入睡，多梦，一夜睡眠时长4~5h，平素情绪烦躁，焦虑，自汗，易饥饿，头晕，胸闷气短，叹息，进食后口中反酸，1~2h后打嗝会有未消化气味，双下肢无力，双手偶发麻，怕热。喜饮，口干不苦，眼干，纳可，大便1日1行，成形，小便正常。

［舌脉诊］脉弦滑，舌质暗，少苔。

［西医诊断］失眠病。

［中医诊断］不寐。

［辨证］肝火扰心证。

［治法］疏肝解郁，镇心安神。

［处方］柴胡桂枝龙骨牡蛎汤加减。

［组成］北柴胡25g、黄芩10g、姜半夏9g、桂枝15g、干姜10g、炙甘草15g、龙骨30g、煅牡蛎30g、煅磁石30g、党参20g、茯苓20g、栀子10g、淡豆豉30g、郁金20g、木香10g、儿茶5g、海螵蛸30g、黄芪30g、麻黄根10g、浮小麦30g、五味子15g、茯神20g、珍珠母20g、合欢花20g、醋香附20g、川芎15g、黄连片6g、天花粉30g、炒白术20g、陈皮15g、首乌藤20g。

7剂，100mL口服，每日1剂，分两次服用，早饭前晚饭后温服。

［二诊］7d后复诊，失眠症状好转，焦虑，自汗，双下肢无力等症悉减，仍遵原方服用。续服7剂，100mL口服，每日1剂，早晚分服。

［三诊］患者服药后失眠、胸闷、气短症状未再发生，乏力好转，睡眠佳，舌淡，苔薄白，脉和缓有力。

［按语］本患者因更年期肾气不足，天癸衰少，阴阳失调，肝气失于条达，气机

不畅所致情绪烦躁，焦虑，肝气郁结，心神失养，故失眠，治疗重在疏肝解郁，镇心安神。故予柴胡桂枝龙骨牡蛎汤，方加栀子、淡豆豉以除虚烦；郁金、木香调畅气机；川芎、香附以理气解郁；茯神、珍珠母、合欢花、首乌藤以安神助眠。患者易饥，反酸打嗝，故用党参、茯苓、白术合四君子汤以健脾益气，调理脾胃；黄连、天花粉以清肝胃之热；儿茶、海螵蛸以解反酸呃逆。患者自汗，用以麻黄根、浮小麦、五味子以固表止汗。诸药合用以解患者诸症，故效不更方，药到而病除。

二、焦虑

患者刘某，女，55岁，已婚，退休，2024年5月25日初诊。

[主诉]心烦焦虑3个月余。

[病案介绍]患者自述3个月前因情绪导致心烦，焦虑，未予治疗，遂来诊，刻下：心烦，焦虑，易哭，易怒，由于易怒引起嗳气，胃胀，动怒之后浑身无力，平素怕冷，自汗，无口干口苦，眼干，周身偶有痛感，头晕头痛，喜热饮，纳可，睡眠易醒，醒后不易入睡，每日睡眠时长3~4h，多梦，大便1~2d 1行，质稀黏腻，排便无力，小便正常，停经2~3年。

[舌脉诊]脉弦滑，舌质暗，有液线，苔薄白。

[西医诊断]焦虑症。

[中医诊断]郁证。

[辨证]心脾两虚证。

[治法]健脾养心，疏肝解郁。

[处方]柴胡桂枝龙骨牡蛎汤合归脾汤加减。

[组成]炙甘草10g、当归15g、茯苓15g、炒白芍15g、麸炒白术15g、北柴胡20g、炒栀子10g、牡丹皮15g、干姜10g、薄荷10g、党参片20g、木香10g、砂仁6g、陈皮15g、姜半夏9g、黄连6g、乌药10g、厚朴10g、紫苏叶20g、槟榔10g、龙骨30g、牡蛎30g、煅磁石30g、黄芩片10g、桂枝15g、珍珠母20g、合欢花20g、茯神20g、五味子15g、淡豆豉30g、黄芪30g、浮小麦30g、防风10g、麻黄根10g、酒女贞子20g、旱墨莲20g、桑葚20g。

14剂，100mL口服，每日1剂，分两次服用，早饭前晚饭后温服。

[二诊]14d后复诊，心烦焦虑症状好转，嗳气、胃胀、自汗等症悉减，仍遵原方服用。续服14剂，100mL口服，每日1剂，早晚分服。

[三诊] 随访，患者服药后心烦焦虑、胃胀症状未再发生，大便不成形好转，睡眠佳，舌淡，苔薄白，脉和缓有力。

[按语] 本患者因更年期肾气不足，天癸衰少，肝气失于条达，气机不畅所致情绪烦躁，焦虑，肝气郁结，同时思虑过度而致心神失养，因此焦虑心烦，治疗重在益气补血，健脾养心，疏肝解郁。故予柴胡桂枝龙骨牡蛎汤合归脾汤治之，方加栀子、淡豆豉以除心烦；乌药、木香、紫苏叶以调畅气机；茯神、珍珠母、合欢花、首乌藤、煅磁石以安神助眠。患者嗳气、胃胀，故用半夏、黄芩、干姜、黄连、大枣、甘草合半夏泻心汤以清热除痞，健运脾胃，方加砂仁、陈皮、厚朴、槟榔以燥湿化痰，下气除满消积；患者自汗，用以麻黄根、浮小麦、五味子、防风以固表止汗。患者眼干，用以女贞子、墨旱莲、桑葚、薄荷以滋补肝肾，明目生津，清利头目。诸药合用以解患者诸症，故效不更方，药到而病除。

三、汗证

患者钟某，女，53岁，已婚，退休，2023年7月12日初诊。

[主诉] 汗多半个多月。

[病案介绍] 患者自述更年期容易出汗，持续半个多月，未系统治疗。现症见：白天汗出较多，下午更甚，心情焦虑，寐差，睡后易醒，做梦，怕冷，阴雨天关节不适，燥热，纳可，喜食凉性食物，大便正常，每日1行，成形，小便正常。舌质暗，苔薄黄，脉弦细。既往：高血糖、高血脂病史，现规律服药中。

[西医诊断] 多汗症。

[中医诊断] 汗病。

[辨证] 阴虚内热证。

[治法] 滋阴降火，敛汗益气。

[处方] 知柏地黄丸加减。

[组成] 熟地黄20g、山药15g、山萸肉15g、盐泽泻10g、牡丹皮10g、茯苓15g、知母15g、关黄柏15g、栀子15g、淡豆豉30g、黄芪30g、生地黄20g、黄芩片10g、黄连片6g、当归15g、煅牡蛎30g、浮小麦30g、麻黄根15g、煅龙骨30g、煅磁石30g、北柴胡15g、桂枝15g、干姜10g、大枣15g、盐菟丝子15g、盐补骨脂15g、党参片20g。

14剂，100mL口服，每日1剂，分两次服用，早饭前晚饭后温服。

[二诊] 14d后复诊，汗出症状好转，睡眠情况明显好转，余症悉减，仍遵原方服

用。续服7剂，100mL口服，每日1剂，早晚分服。

［三诊］随访，情绪佳，纳寐可，诸症痊愈。

［按语］本例患者因更年期汗出，致阴精亏虚，虚火内生。故以滋阴降火，益气养阴敛汗为基本治法，方以知柏地黄丸加减。方中熟地黄滋阴补肾；山药健脾补虚，固精止汗；山萸肉补益肝肾，收敛止汗；盐泽泻、牡丹皮降泄虚火；茯苓健脾补气；知母清热泻火且兼滋阴润燥；黄芩、黄连、黄柏清泄上中下焦相火；栀子、淡豆豉泻火除烦；浮小麦、麻黄根、煅龙牡固涩止汗，以防阴液更伤；黄芪补气固表；煅龙骨、煅磁石以重镇安神；又因患者怕冷，阴雨天关节不适，佐以桂枝、干姜散寒通脉；盐菟丝子、盐补骨脂温补肾阳；诸药合用，标本兼顾，疗效显著。

第四章　科研探究

第一节　实验室建构

2003—2006年，笔者任辽宁中医药大学附属医院药物临床试验质量管理规范（GCP）办公室主任，组建Ⅰ期临床试验病房、临床药理检测中心，担任Ⅰ期药物临床试验的主要研究者，主持中药复方制剂"八味健骨片药代动力学及耐受性试验研究"等多项Ⅰ期临床试验项目，完成了国家科技部"十五""中药新药临床试验关键技术及平台建设"重大课题，并获得辽宁省科技进步一等奖。在此期间带领研究团队推行了药物临床试验质量管理规范（GCP）标准，将标准操作规程（SOP）的理念引入了各项临床研究工作，让研究者首次知道了什么叫SOP，如何建立SOP，如何按照SOP去规范各项操作流程，大大提升了科研人员的临床研究能力和水平。

2006年4月，笔者调任辽宁中医药大学附属第二医院（辽宁省中医药研究院）副院长（主管科研），兼国家药物临床试验机构主任，组建Ⅰ期临床试验病房并担任主要研究者，组建中药临床药理实验室并任主任，组织制定了研究室发展计划和研究方向，主持进行新药"注射用西红花苷人体耐受性试验、银杏内酯B注射液人体耐受性及药代动力学试验、土茯苓总苷片人体耐受性试验、三羊益心康胶囊人体耐受性试验、七叶通脉胶囊人体耐受性试验、桑根碱片人体耐受性试验"等Ⅰ期临床研究项目和一致性评价项目200余项，助力多家制药企业获得新药及仿制药的注册审批。其中，2008年带领研究团队圆满完成了九期一®的Ⅰ期临床耐受性及药代动力学研究，为九期一®的成功研发奠定了坚实基础，也为我国阿尔茨海默病原创新药研发做出积极贡献。2019年11月2日，国家药品监督管理局批准了上海绿谷制药有限公司治疗阿尔茨海默病新药——九期一®（甘露特钠，代号：GV-971）的上市申请，填补了这一领域17年无新药上市的空白。这款中国原创、国际首个靶向脑–肠轴的阿尔茨海默病治疗新药，将为全球阿尔茨海默病患者及家属带来福音。笔者还多次担任国家级药物临床试验机构资格认定检查组的组长，对国内多家药物临床试验机构进行资格认定。"十二五"期间，作为国家科技重大专项中药新药临床评价研究技术平台课题组的负责人，大力推动辽宁中医药大学附属第二医院GCP相关工作的发展，主要包括以下几个方面。

一、实验室环境建设方面

重新规划并建设了约800m²的Ⅰ期病房，总体分为5个区域：受试者筛选区、试验区、医护办公区、样本处理保存区、试验药房及药物分装/配制区。其中试验区采用了宽幅玻璃墙的病房设计，通过中心护士台即可同时观察到所有病床的受试者，确保不良事件的及时发现和处理。筛选区与试验区完全独立，且试验区设立了门禁系统，为受试者的管理创造了有利的条件。样本处理保存区、试验药房均设立门禁系统，充分保证了药品、生物样品的安全性。新配备了便携式随身携带的无线心电监护仪，即使受试者离开病床，也可对受试者的心率、心电图、血压进行实时监测，大大降低了受试者试验风险，配备了移动平车、轮椅等转运设施，并与院内ICU建立绿色通道，在整个试验区内安装了紧急呼叫系统和视频监控系统，保证受试者的安全。通过上述建设，平台的Ⅰ期病房达到了国内先进水平（图11）。

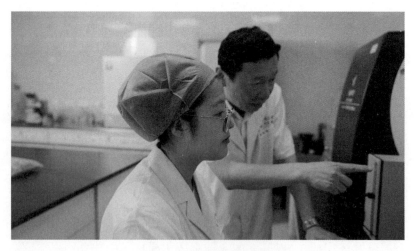

图11　Ⅰ期病房环境建设

二、仪器设备更新

为了保障平台关键技术的先进性和临床试验研究的规范化，平台自筹600余万资金，分别购置了XEVO G2-XS QTOF飞行时间质谱、WATERS超高速液相色谱仪、电化学发光全自动免疫分析仪、二氧化碳培养箱、超低温冰箱、全自动发光分析仪、全自动免疫分析仪、全自动生化分析仪、全自动细胞鉴定及药敏分析仪、全自动血培养仪、流式细胞仪、组织包埋机、冷冻切片机、全自动免疫组化染色机等仪器设备，全面提高了平台在中药新药临床评价研究中的技术水平和实验数据的准确度。

三、平台管理体系建设

（一）医学伦理管理体系建设

（1）参照《赫尔辛基宣言》、世界卫生组织《生物医学研究审查伦理委员会操作指南》、我国《药物临床试验质量管理规范》及《药物临床试验伦理审查工作指导原则》等标准，完善伦理委员会制度6项。删除了《审查项目会议的会期制度》，建立了《审查会议规则》，完善伦理委员会标准操作规程27项，补充建立《伦理委员会指南的制定、审查、颁布与修订》《审查会议的管理》《审查决定的传达》3项标准操作规程，完善伦理委员会指南2项，《伦理审查申请/报告指南》中增加了转化医学伦理审查内容及涉及重大新药创制项目优先审查措施。在《临床研究主要伦理问题审查技术指南》中完善了临床试验方案科学审查涉及的伦理问题以及解决方法。

（2）完善了对已批准项目的全程监管与后续审查办法，包括临床研究中发生的修正案、年度/定期跟踪、严重不良事件、违反方案、暂停/终止研究、结题报告审查；同时完善了主审的选择、主审职责，增加了有关审查时限和责任者等一些细节规定；明确了从受理、处理、审查、传达决定至文件存档的各阶段工作以及不同审查过程的审查要素，并对不同审查过程的工作表格进行修订。

（3）明确了建立SOP目的及相关人员职责，建立了培训流程以及培训计划的记录与执行办法，重新修订了培训记录工作表。制定了伦理委员会文件分类、建档与存档、归档与保存的办法。完善了伦理办公室在文件保密、保密等级、访问权限等方面的制度。

（二）GCP机构管理体系建设

1. I期临床试验管理体系建设

I期病房于2014年制订了第7版SOP 90项；2015年围绕"I期药物临床试验全流程信息管理系统"和新的试验流程，制订和完善了第8版SOP共149项。覆盖了从试验项目审核立项到伦理审查、合同管理、培训管理、受试者管理、药物管理、生物样本管理、试验数据管理、风险管理、质量控制、文件制作、试验资料及档案室管理、试验环境、设施、仪器设备管理等十二大体系的研究全过程，确保临床试验开展的规范性、科学性。

2. II～VI期药物临床试验管理体系建设

2014年，重新制定新版管理制度17项，制订与药物临床试验工作相适应的SOP 113项。从管理体系上将SOP分为：机构办公室日常管理、试验过程管理、合同及经费管理、人员培训、质量控制、临床试验药物管理、系统数据管理、文件资料、档案管理、急救处理、仪器设备使用和维护保养共12个部分。通过制定合理、有效的制度及标准操作规程，完善了医院药物临床试验全过程管理，使得药物临床试验更加规范化。

3. 临床药理试验管理体系建设

临床药理实验室在质量手册、程序文件、作业指导书和记录表格4个层次组成管理文件。包括质量手册、33份程序文件、110份作业指导书及各种相关质量、技术记录文件。

四、平台质量保障体系建设

（一）医学伦理质量保障体系建设

为了全方位保障临床评价研究中涉及医学伦理方面相关信息，平台与企业合作，建立了医学伦理审查电子化管理系统。系统主要面对申请人、研究者、伦理委员会委员、工作人员、系统管理员，通过对审查材料、审查进度、会议等全方位的管理，既方便申办方对所属项目材料进行全面管理，又便于不同角色人员及时掌控所有项目伦理审查的情况。

（二）GCP机构质量保障体系建设

1. I期药物临床试验质量保障体系建设

2014年与北京阿贝斯努信息公司共同研发了"I期药物临床试验全流程信息管理系统"，围绕系统配置了计算机10台，服务器2台，PAD 8台，无线扫码枪8把、无线接收器等与系统配套设备设施，经过1年时间不断地测试、改进和完善，于2015年年底测试完毕并投入使用。该系统是针对Ⅰ期试验的特殊性设计的，其独特功能覆盖从申办方与机构意向性接触开始到项目关闭的完整流程。提高了Ⅰ期试验的质量和综合水平，处于国内同行业领先地位。

系统的使用完善了质量保证体系，优点在于：

（1）提高研究者的方案依从性和一致性：在系统中经过精细的方案配置后形成了受试者活动矩阵，研究者可以在系统引导下逐步按照提示在预定时间进行操作，使研究者对方案的理解已经固化为系统中的自动程序功能，系统会自动记录超窗时间。

（2）取代人工质控：系统通过对受试者3个月内参加过试验、年龄、身高、体重等不符合条件的受试者进行自动排除，通过使用PAD和扫码枪扫描进行给药、采血过程的核对，通过原始记录性、ECRF数据的自动获取等环节取代了部分人工质控。

（3）实时质控：改变了传统试验结束后质控的模式，在研究人员执行活动记录数据的同时，质控人员通过系统"质控界面"能随时看到每个活动的执行数据并进行实时质控、提出整改措施并指定回复人员进行修改、解答，自动形成"质控报告"，显著降低了错误的发生率。

2. Ⅱ～Ⅵ期临床试验质量保障体系建设

平台于2013年与北京科技大学共同设计研发了"药物临床试验项目管理系统"，经过1年时间不断测试、改进和完善，2014年正式使用，目前已经有30多个新药项目借助系统运行。该系统从临床试验项目管理出发，结合平台药物临床试验运行特点及流程，实现临床试验项目及药物全程化管理，并与医院信息管理系统（HIS）、实验室信息管理系统（LIS）、医学影像信息系统（PACS）接口，构建起机构办、药物管理部门、检验检查科室与研究者之间的公共信息平台，实现了数据共享。系统将试验用药物接收、验收、入库、出库、发放、回收、盘库、退库、返还、药物有效期提醒以及开药处方全程纳入管理软件。通过系统管理，每份药的来源去向清晰可查。实现了试验用药在线动态管理与实时记录。此电子管理系统，经过治疗糖尿病、冠心病及脑缺血的中药新药临床评价试验运行，取得满意结果。

3. 临床试验数据质量保障体系建设

为了确保临床试验数据的真实性和科学性，平台购入了电子数据采集系统。以数据质量ALCOA原则为系统管理体系的核心，依托药物临床试验机构，从方案设计到数据采集、数据管理、数据分析及报告生成，建立了标准化的数据管理过程。

（1）限定研究者在受试者的每个访视点3d内完成访视信息的录入。系统自动记录数据录入的时间、修改痕迹、疑问状态和数据状态，确保获取数据准确、及时、完整、规范。

（2）建立系统内部数据字典，实施标准参照医疗信息交换标准HL7、临床数据交换标准CDISC、不良反应术语集WHOART、国际医学用语词典MEDDRA和世界卫生组织药物词典WHODRUG。

（3）系统含双份录入、逻辑核查、人工核查和正常值范围核查等多种核查方式，对试验数据形成了交叉网式的监控，有效提升试验数据的质量。

（4）系统后台自动记录试验研究进度、疑问管理进度、录入信息和异常值信息并生成报告，试验过程中需使用报告展开质控检查，了解试验入组情况，检查数据录入是否准时，及时解决疑问数据，分析异常理化指标和数据离群值。

（5）常见疾病多维度疗效评价指标、评价标准建立。

课题组与合作单位合作，围绕恶性肿瘤、心脑血管疾病、神经退行性疾病、慢性代谢性疾病、自身免疫性疾病、病毒感染性疾病等病种，建立了30种病种多维度的疗效评价指标、指标评价侧重点、指标疗效评价标准等。为干预上述疾病的中药快速、科学、规范地进入平台研究奠定基础（图12）。

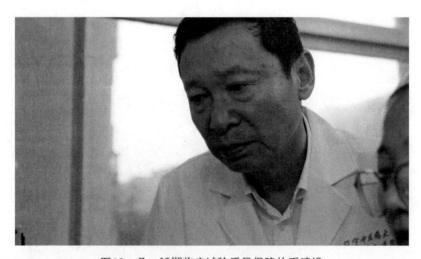

图12　Ⅱ～Ⅵ期临床试验质量保障体系建设

五、平台依赖关键技术研究

（一）适合于创新中药的"探索性临床评价"关键技术研究

依据FDA"探索性临床评价指导原则"，平台以作用机制明确的银杏叶制剂、舒血宁注射液为示范，探索中药新药0期临床试验研究的可行性。由于中药多组分发挥疗效、含量高低不同及血药浓度与疗效非线性的特点，探索性地临床评价指导原则难以适应中药新药的早期评价。

平台项目组在国内多方咨询相关专家，结合中药特点，设计了适合于中药新药早期临床评价的技术方案，该方案以最大限度保护受试者为前提，采用爬坡试验，以主要活性组分药代动力学试验、受试者含药血清体外细胞实验、受试者血浆体外全转录筛选试验为手段，将获得的试验结果与实验室临床前研究实验结果相拟合，探讨建立创新中药人体药动学参数、作用机制、安全性评价的可行性。实验结果表明：以舒血宁注射液为示范，低浓度给药，可以获得与临床剂量相似的药代动力学参数；含药血浆体外干扰模型细胞，能够获得相似的药理活性；血浆体外全转录筛选试验方法，由于找出的差异基因过于庞大，如何寻找到有价值的基因及药物可能作用的点位过于复杂，因此在此方面尚未形成完整的药物评价方法。

上述试验研究结果表明：运用爬坡试验，在最大限度保护受试者安全的基础上，依据探索性临床评价研究理念，从整体水平上开展创新中药新药早期临床评价具有一定可行性，可以较好地获得主要成分的药动学参数及药物部分疗效，而从分子水平或更高水平上获得药物作用机制及靶点尚待进一步研究。

（二）中药新药Ⅰ期临床评价关键技术研究

平台相关课题以生脉注射液和参麦注射液为示范，通过UPLC、LC-MS，建立了生脉注射液、参麦注射液的指纹图谱及血浆中人参皂苷RG1、人参皂苷RG2、人参皂苷RE、人参皂苷RB1、人参皂苷RB2、人参皂苷RC、人参皂苷RD、五味子醇甲及麦冬皂苷D的含量分析方法。通过测定生脉注射液及参麦注射液的体内药代动力学及药效动力学过程，建立相应的PK-PD结合模型，进行量化分析，确定了药物的药效物质基础，并建立了相应关键技术。

（三）中药新药临床评价警戒数据库建设

平台将现代信息技术与中药ADR研究相结合，建立基于中药基本信息、毒理学信息、个人信息及文献来源多维度相关联的数据挖掘与检索系统，开发了集中药ADR病例全文数据库、中药ADR数据库、中药ADR分析数据库功能于一体的数据管理信息系统，初步实现在线运行。该数据库收录了近40年来（1978—2015）中药ADR病例报道及相关研究资料，是互联网药学和生物信息学的一个实践范例。在文献收录时限、数据项设计规模，检索挖掘功能等方面处于领先水平，为中药药物警戒、资源共享和深入交流提供了实时更新、互动的技术平台，体现了方法和技术方面的创新性。

（四）转化医学关键技术研究

本平台旨在梳理并建立多维的中医药转化医学模式，理性开展中医药转化医学研究。探讨基于临床试验的中医药转化医学研究的方法，确定了3种转化路径（即：源于文献—证于临床；源于临床—证于临床；源于实验—证于临床）；建立了中医药转化研究的伦理规范；分类考察可进入临床转化医学研究中药（包括中成药再评价；中成药扩大适应范围评价；申请医院制剂的临床研究；申请功能食品的临床研究；传统名方的临床研究；临床经验方的临床研究；中药0期临床研究）；建立了转化医学文献研究方法学（包括古代文献研究方法；现代文献研究方法；古今文献对比研究方法的方法学）；开展射干清咳片治疗急性支气管炎（风热犯肺证）120例、感冒后咳嗽（余热未清证）80例临床转化医学研究，为候选药物的确定和向中药新药研究转化，提供临床试验资料的支撑。建立处于候选阶段的中药临床转化的伦理准入和临床验证标准操作规程。

（五）终点结局指标替代指标关键技术研究

1. 揭示了作为疗效评价指标的证和证候的若干认识问题

研究中医疗效评价指标中的证和证候，主要探讨证作为中医诊断指标和疗效评价指标、中西医疗效评价指标之间的关系、中医疗效评价指标与辨证规范、证与量表、疗效评价指标的中医特色和普适性、各种疗效评价指标的属性（间接指标、替代指标和终点结局指标）、应用场合和等价性等诸多问题。

2. 考察了骨质疏松症和继发性骨质疏松症辨证规范和临床辨证的混乱程度和本质

本研究以骨质疏松症和继发性骨质疏松症两个疾病为例，具体从权威文献和学术界是如何辨证的角度剖析中医辨证存在的问题。通过剖析可见，目前的中医辨证无统一规范，辨证混乱，权威文献也未能起到示范作用之后，故而确认把证候作为疗效评价指标是不确定的，靠不住的，也是不科学的。

3. 开展疾病不同维度疗效评价指标等价性比较分析方法研究

开展具有自身特色的疗效评价指标研究，需要明确解决的关键问题之一是等价性评价方法问题。只有揭示了某一疾病多维度疗效评价指标之间的等价性关系，才能根据试验目的，科学选用替代指标以及多维度的疗效评价指标。以骨质疏松症为例，将本病的疗效评价指标归为4类，包括症状体征指标、生存质量指标、生活质量指标、实验指标（骨密度、腰椎CT值测定、血钙、血磷、碱性磷酸酶、雌二醇、睾酮）。确定上述4个维度之后，借以进行多维度疗效评价指标的等价性分析方法研究，采用克朗巴赫A信度系数（CRONBACH'ALPHA，标准化问卷的A>0.7）进行信度分析。

从克朗巴赫A信度系数的信度分析结果来看，可知，本研究生存质量、生活质量、症状体征、实验指标（骨密度和腰椎CT）4个维度具有较好的信度，4个维度之间具有测量的等价性。这一初步研究结果至少具有3个方面的意义：①基于4个维度疗效评价指标的等价性，为原发性骨质疏松症疗效评价指标的选择使用提供了依据。②为原发性骨质疏松症疾病疗效评价时，终点结局指标替代指标的选择提供了参考数据。③对其他疾病疗效评价指标的等价性研究，产生方法学方面的启示作用。

4.开展疾病终点结局指标替代指标的比较分析研究

本研究拟定的终点结局指标为观察期内的骨折发生率。由于观察时间较短，对104例患者经过接近两年的跟踪调查，结果只有1例出现骨折，未能满足统计分析所需的基本数据量，因而疾病终点结局指标替代指标的比较分析则难以如期实施。如果研究时间充裕，经过长期的跟踪观察，获得较为理想的终点结局指标——骨折发生率以及研究开始到出现骨折所经历的时间数据，准备采用生存分析（SURVIVAL ANALYSIS）方法，建立COX比例风险回归模型，用以分析疾病终点结局与4个维度指标之间的关系。

因而，借助这一研究建立的中医药疗效评价指标等价性评价方法，对临床试验科学选择疗效评价指标和综合评价时匹配评价指标具有一定的方法学意义。

六、实验室认证

临床药理实验室通过了ISO17025认证，医学伦理委员会通过了WHO SIDCER检查认证并正式成为FERCAP会员单位。

七、人才培养

平台建设期内共培养研究生39人；在国内期刊发表论文55篇；组织国际学术会议1次，国内学术会议13次。

基于"十二五"中药新药临床评价研究技术平台的建设基础，在国家药物/医疗器械临床试验机构备案制落地以后，笔者带领研究团队在2018年进行医疗器械临床试验机构备案，备案专业21个，分别为：眼科专业、中医妇科专业、神经内科专业、呼吸内科专业、内分泌专业、耳鼻咽喉专业、影像科–X线诊断专业、影像科–磁共振成像诊断专业、影像科–CT诊断专业、麻醉专业、康复医学专业、医学检验科–临床体液血液专业、医学检验科–临床免疫专业、血清学专业、医学检验科–临床化学检验专业、医学检验科–临床微生物学专业、超声诊断专业、口腔专业、骨伤专业、肛肠专业、外科专业；2020年进行药物临床试验机构的备案，备案专业9个：中医妇科专业、神经内科专业、呼吸内科专业、风湿科专业、内分泌专业、老年病专业、Ⅰ期临床试验研究室、康复医学专业、心血管内科专业，通过对各专业的硬件建设及内涵培养，大力提升了各专业的研究能力，为进一步扩大医院的社会影响力和经济收入奠定了坚实的基础。

多年的研究经验让笔者认识到中医药临床研究的特殊性、困惑点与难点，也深刻地意识到要发展中医药，建立现代化的中医临床评价体系至关重要。中医疗效评价内涵涉及深层次的认识问题，既有思路方法问题，又有中医特殊性的问题，更有不同学科和评价方法之间的关系及合理性问题。应当继承中国文化和古代中医疗效评价的优秀内核，并从多学科交叉角度，加强对中医疗效评价的概念、理论、方法、指标、体系等开展多维度的研究，构建现代中医评价体系。如上思考，笔者带领研发团队以临床需求为导向，应用现代医学技术，尝试自主研发中药新药，从2006年开始了射干止咳胶囊的开发研究，从辽宁省自然科学基金"射干中ISOFX类成分抗病毒新药开发研究"开始，在国家科技部"十一五""十二五""十三五"，国家自然科学基金以及省、市级20余项课题的资助下，完成了新药开发前的基础研究工作，即将进入Ⅰ期临床试验研究。在多年的新药研发过程中，笔者不仅建立了新的中药有效成分的研究模式，还将以射干止咳胶囊为示范，不断探索构建新的中医药评价体系的方法，力争为中医药的现代化贡献力量。

第二节　射干新药开发研究

射干止咳胶囊的开发研究始于2006年的辽宁省自然科学基金"射干中ISOFX类成分抗病毒新药开发研究"，经过国家科技部"十一五"重大新药创制项目"射干抗流感病毒有效部位成药性临床前综合评价研究"（2009ZX09103-330）、"十二五"重大新药创制项目"中药新药临床评价关键技术研究"（2012ZX09303-017-001）子课题"射干制剂转化医学研究"、国家自然科学基金"中药射干抗气道变应性炎症多靶标作用机制及配伍关系研究"（812739271），以及省、市级20余项课题的资助下，完成了新药开发前的基础研究工作。整个项目建立了贯穿"中医药理论—基础研究—临床转化—作用机制"的中药新药开发的基础研究模式，共计发表了射干古籍考证、药效学研究、药效物质基础、制备工艺、质量控制方法、药动学、射干炮制研究、作用机制研究等8个方面的学术论文70余篇。2017年，获得国家科技部"十三五"重大新药创制项目资助：基于组分中药创新模式的射干新药开发研究，进行了规范的中药新药射干止咳胶囊的临床前开发研究（图13）。

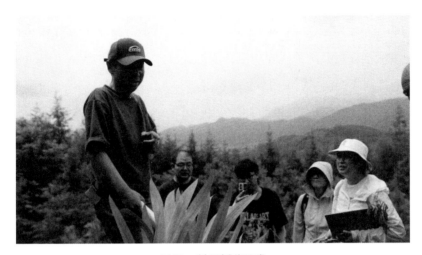

图13 射干新药开发

一、射干止咳胶囊药学研究

按照2020版《药品注册管理办法》规定，射干止咳胶囊属于中药创新药1.2类，是由射干药材经过米泔水处理、提取、分离后得到射干提取物制备而成的中药制剂。其功效主治为清热止咳，祛痰利咽，用于风热郁肺所致的咳嗽日久，咽干口燥，少量白黏痰或黄痰，舌苔薄黄，感染后咳嗽见上述症状者。该新药属于中药提取物及其制剂，其开发的最核心关注点是制备工艺指标选择的依据，它决定有效部位的纯度，疗效，临床安全性，因此新药研究的重点在于如何挖掘射干的药效物质基础和增效减毒作用研究，为工艺指标选择提供依据。

进行本草考证基础上的药效学实验，确定了射干药材具有抑菌、抗病毒、抗炎、止咳、祛痰、平喘、镇静、免疫调节等药理活性。

课题组分别进行了射干70%乙醇提取物对大鼠足跖肿胀形成的抑制作用；对小鼠二甲苯致耳壳肿胀作用的影响；对醋酸引起小鼠扭体次数的影响；对浓氨水引起咳嗽

次数、潜伏期的影响；对气管酚红排泌量的影响；对小鼠网状内皮细胞炭粒吞噬廓清能力的影响；对鸡红细胞所致小鼠溶血素抗体生成的影响；对酵母粉致大鼠发热的影响；体内外抑菌效果等药效学试验研究。结果表明，射干乙醇提取物低剂量组0.32g/kg、中剂量组0.64g/kg、高剂量组1.28g/kg，能明显对抗蛋清所致的大鼠足跖肿胀；中剂量组0.64g/kg、高剂量组1.28g/kg，能降低酵母粉所致大鼠体温的升高；低剂量组0.46g/kg、中剂量组0.92g/kg、高剂量组1.84g/kg，能明显对抗二甲苯所致的小鼠耳肿胀；能明显减少小鼠腹腔注射0.6%醋酸溶液后的扭体次数；能明显延长氨水引起的小鼠咳嗽潜伏期，降低2min内小鼠咳嗽次数；能明显增加小鼠气管酚红排泌量；对小鼠网状内皮细胞具有明显的激活作用，增强吞噬功能，能促进抗体溶血素的产生；0.5g/mL射干乙醇提取物能明显抑制金黄色葡萄球菌、肺炎链球菌、大肠埃希菌、铜绿假单胞菌、无乳链球菌、化脓链球菌、痢疾志贺菌的生长，对以上各菌的最低抑菌浓度分别为62.5mg/mL、15.6mg/mL、250mg/mL、31.2mg/mL、15.6mg/mL、15.6mg/mL、62.5mg/mL；显著降低金黄色葡萄球菌酵母悬液腹腔注射后小鼠的死亡率。上述实验表明，射干药材含有抗炎、止咳、祛痰、增强机体免疫功能、解热、镇痛、抑菌的作用。

1. 射干粗制剂——射干清咳片的临床有效性研究

射干清咳片是由射干药材70%乙醇提取物加适量辅料制备而成（医疗机构制剂临床研究批件LZXL20150001）。根据射干传统功效及现代药理研究，并结合临床用药需求，选择急性气管–支气管炎和感染后咳嗽作为治疗病种，对射干清咳片进行了200例临床验证。采用随机、双盲、对照试验的方法对射干清咳片临床应用最佳病症进行筛选研究。临床评价试验选择感染后咳嗽（治疗组和阳性药对照组）、急性气管–支气管炎病症（治疗组和阳性药对照组），以肺宁片（返魂草制剂）作为阳性对照药，按1∶1的比例安排病例数。其中临床评价试验例数为：感染后咳嗽组为每组40例，急性气管–支气管炎组为每组60例，共200例。急性气管–支气管炎和感染后咳嗽各两组病例在性别、年龄、病程及病情轻重上经统计学处理，差异无显著意义（$P>0.05$），具有可比性。治疗组给予射干清咳片，1.2g/次（3次/d）；对照组给予肺宁片，5片/次（3次/d），疗程为10d。分别对治疗前后患者日间咳嗽评分、夜间咳嗽评分、咳痰情况、痰量评分、白细胞计数评分、中性粒细胞计数评分及淋巴细胞百分比评分进行测定。采用SPSS统计软件对结果进行配对t检验。临床研究结果表明，射干清咳片组与肺宁片组治疗后比较，提示没有统计学意义（$P>0.05$），但从日间、夜间咳嗽、咳痰、痰量评分数值变化可看出，射干清咳片改善趋势明显，证明其治疗感染后咳嗽及急性气管–

支气管炎临床疗效确切。

2. 米泔水炮制药材研究及射干异黄酮苷元类活性成分的发现

在射干清咳片的研发过程中，课题组发现的有关射干安全性问题：①大鼠长毒实验，高剂量组谷丙转氨酶、谷草转氨酶血生化指标升高，恢复期后恢复正常。②临床试验中有一例患者入组时无肝损伤，出组时出现转氨酶升高，复查后正常。上述研究结果表明，射干可能引起肝毒性。课题组重新翻阅古籍及现代文献，上面均记载射干有小毒，但是未发现对射干药材毒性靶器官的确切报道。依据古籍记载，课题组开展了醋制、蜜制、酒制、米泔水制、堇竹叶制等不同炮制方法，最终确定了米泔水炮制射干作为药材减毒增效的前处理方式。之所以选择米泔水进行射干的炮制，原因有二，首先射干药材会使大鼠肝脏中的AST及ALT显著升高，提示久服有一定的肝毒性，而米泔水炮制射干后未见肝脏转氨酶升高；其次，生射干能使大鼠体内淀粉酶、D-木糖、胃泌素等含量降低，脾胃功能减弱，而米泔水制射干未见上述改变，提示米泔水可能缓解久服射干带来的脾虚作用。同时，课题组发现米泔水炮制射干药材后，射干中活性成分异黄酮苷类会向黄酮苷元类成分转化。而前期研究中，根据肠道菌群代谢试验和药代动力学实验，已经明确了射干苷类成分在体内转化为苷元而发挥生物学效应（图14）。

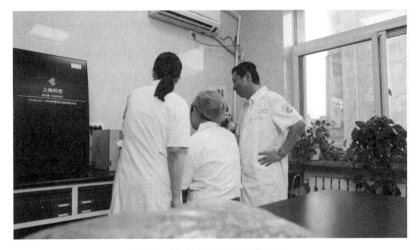

图14　射干止咳胶囊药学研究

3. 射干药效物质基础研究

（1）基于指纹图谱-药理效应-统计分析的药效物质基础研究。在确认射干功效及临床应用适应证基础上，利用指纹图谱与药理效应相结合，多层次探讨射干抗炎、抑菌、抗病毒、止咳药效物质基础。利用极性萃取法将射干提取液分离成不同极性化学成分群，然后对不同化学成分群进行抑菌、抗炎和止咳试验，将药效学实验结果与提取液各指纹色谱峰面积相关联，通过逐步回归确定射干药材与抑菌、抗炎、止咳作用相关的有效成分。结果显示止咳活性组分为次野鸢尾黄素和白射干素；抗炎活性组分为鸢尾苷、野鸢尾苷、鸢尾黄素、野鸢尾黄素、鸢尾甲黄素A、鸢尾甲黄素B。

（2）药效物质基础的验证实验：

药效学验证研究（体内）：分别采用大鼠琼脂肉芽肿炎症模型及枸橼酸引咳模型对野鸢尾黄素、次野鸢尾黄素、白射干素进行药效学验证研究。确定上述3个单体成分是药效物质基础。

药效学验证研究（体外）：分别采用脂多糖诱导小鼠巨噬细胞模型、脂氧合酶抑制剂体外筛选模型，对鸢尾甲黄素A、鸢尾甲黄素B、鸢尾黄素、野鸢尾黄素、次野鸢尾黄素、白射干素进行药效学验证研究。确定上述6个单体成分是药效物质基础。

4.射干止咳胶囊制备工艺研究思路

在进行射干止咳胶囊工艺研究之前，课题组基本明确了射干抗炎、止咳的药效物质基础和米泔水炮制射干的减毒增效作用。因此，在新药制备工艺研究中，以射干6个异黄酮苷元合量（鸢尾甲黄素A、鸢尾甲黄素B、鸢尾黄素、野鸢尾黄素、次野鸢尾黄素、白射干素）为质量传递过程评价指标进行研究。a.以射干总异黄酮苷元转化率为指标，进行药材前处理工艺；b.以总异黄酮苷元提取率为指标，进行提取工艺研究；c.以总异黄酮苷元洗脱率为指标，进行分离纯化工艺研究；d.以总异黄酮苷元收得率为指标，进行浓缩干燥工艺研究；e.以总异黄酮苷元溶解度为指标，进行成型工艺研究。

5.复杂体系的质量控制研究

采用多种现代分析技术，全面科学的评价了射干止咳胶囊。

（1）首先参照"中药新药质量标准用对照品研究的技术要求"对10种（射干苷、野鸢尾苷、鸢尾甲苷A、鸢尾甲苷B、鸢尾甲黄素A、鸢尾甲黄素B、鸢尾黄素、野鸢尾黄素、次野鸢尾黄素、白射干素）非中检院提供的对照品进行研究。

（2）在射干药材内控标准研究中，在药典标准基础上，增加了射干药材重金属及有害元素检测，有机氯农药残留量检测、总黄酮含量测定（UV）、异黄酮苷及苷元含量测定（HPLC）。

（3）参照射干饮片内控质量标准，对米泔水炮制射干进行研究，包括性状、薄层鉴别、检查（水分、总灰分、黄曲霉毒素）、含量测定（总黄酮、总异黄酮苷元含量）等。采用一测多评法，以次野鸢尾黄素为对照，用相对校对因子分别计算5种黄酮类含量。

（4）射干提取物和射干止咳胶囊质量标准研究中，对薄层鉴别、检查（水分、装量差异、崩解时限、微生物限度、树脂残留物、重金属及有害元素测定）、特征图谱、含量测定（总黄酮UV、总异黄酮苷元含量HPLC）等进行了考察。

6. 产品稳定性

射干止咳胶囊具有良好的质量稳定性。课题组分别考察了高温、高湿、光照条件下，射干提取物中异黄酮苷元的变化情况等；分别对三批中试规模射干提取物进行48个月稳定性研究；分别对三批中试规模的射干止咳胶囊包装制剂（盒装/瓶装）进行48个月稳定性研究，上述产品均质量稳定。

二、射干止咳胶囊药效学研究

药效学试验根据其临床定位及功效主治开展了镇咳、祛痰、抗炎、免疫、抑菌、抗病毒方面实验：①采用浓氨水诱咳实验，观察射干止咳胶囊镇咳作用的量效、时效关系。②采用枸橼酸诱咳实验、烟熏致慢性支气管炎豚鼠咳嗽实验、电刺激豚鼠喉上神经引咳实验、延髓给药后电刺激豚鼠气道致咳嗽实验、电刺激辣椒素脱敏豚鼠迷走神经致咳嗽实验、辣椒素诱导豚鼠气道P物质释放实验、格列苯脲阻断后辣椒素喷雾诱咳实验、静脉注射组胺刺激RARS放电实验、机械刺激致辣椒素脱敏豚鼠咳嗽实验，观察射干止咳胶囊止咳作用及其可能的机制。③采用小鼠酚红排泄实验、大鼠毛细玻管排痰实验、LPS诱导的大鼠气道黏液高分泌实验，观察射干止咳胶囊祛痰作用及其可能的机制。④采用二甲苯致小鼠耳肿胀实验、琼脂致大鼠肉芽肿实验、LPS诱导的小鼠急性肺损伤实验、LPS诱导的大鼠急性肺损伤实验、调控慢性烟熏致支气管炎豚鼠花生四烯酸代谢关键靶标实验、LPS诱导的比格犬急性肺损伤实验，观察射干止咳胶囊抗炎作用及其可能的机制。⑤采用小鼠网状内皮系统吞噬能力实验、小鼠血清溶血素生成实验、小鼠迟发超敏反应实验、调控卵蛋白致敏豚鼠气道炎症T细胞亚群实验，观察射干止咳胶囊免疫调节作用及其可能的机制。⑥采用肉汤二倍稀释法、肺炎克雷伯菌感染小鼠体内抑菌实验，观察射干止咳胶囊体外、体内抑菌作用。⑦采用细胞病变效应结合MTT法、小鼠滴鼻感染病毒模型，观察射干止咳胶囊体外、体内抑制H1N1流感病毒、呼吸道合胞病毒活性的作用。实验结果提示，射干止咳胶囊有镇咳、祛痰、抗炎、免疫、抑菌、抗病毒作用，其镇咳作用是通过外周的RARS和C纤维通路发挥作用，而不是通过咳嗽中枢发挥作用；通过降低血清中促炎因子水平以减轻细胞炎症反应而发挥抗炎作用；通过减少NE、IL-8分泌，抑制气道杯状细胞增生及下调MUC5AC黏蛋白的表达进而发挥祛痰作用；通过调节TH1/TH2细胞因子平衡，增强机体免疫功能。

三、射干止咳胶囊安全性评价研究

安全药理实验提示：射干止咳胶囊对中枢神经系统、呼吸系统和心血管系统均无明显影响。毒理实验研究中在GLP环境下开展了啮齿与非啮齿动物两种动物单次给药毒性实验、啮齿与非啮齿动物两种动物重复给药毒性实验、安全药理学实验，考察了药物的毒性剂量、安全范围和可能的毒性靶器官。ICR小鼠灌胃射干止咳胶囊单次给药的LD50为2.171g提取物/kg/D，此剂量约为临床成人拟用量的329倍（成人体重按60kg计），为药效学有效剂量的50倍（小鼠起效剂量为0.043g提取物/kg）。BEAGLE犬单日分两次灌胃给予射干止咳胶囊，最大耐受量（MTD）为3.300g提取物/kg/D，此剂量约为临床成人拟用量的500倍（成人体重按60kg计），为药效学有效剂量的370倍（犬起效剂量为0.009g提取物/kg）。

大鼠连续13周重复灌胃给药（射干止咳胶囊）毒性实验显示，最大未观察到损害作用剂量（NOAEL）为1.650g提取物/kg/D，此剂量约为临床成人拟用量的250倍（成人体重按60kg计），为药效学有效剂量的55倍（大鼠起效剂量为0.030g提取物/kg）。射干止咳胶囊BEAGLE犬连续13周重复灌胃给药毒性实验，最大未观察到损害作用剂量（NOAEL）为0.0396g提取物/kg/D，此剂量约为临床成人拟用量的6倍（成人体重按60kg计），为药效学有效剂量的4.4倍（BEAGLE犬起效剂量为0.009g提取物/kg）。

国家药品监督管理局于2023年9月11日签发了射干止咳胶囊药物临床试验批准通知书。

安全性与疗效的临床价值是中药新药的最终标准，基于活性组分的中药射干有效部位研发，具有"物质基础基本明确、作用机制基本清楚、质量可控"的优势。射干止咳胶囊研发过程的编写，希望能为创新中药的研究提供思路。

第五章　博学旁收——
传统文化与中医

第一节　饮食文化

中医文化博大精深，"医源于食""药食同源"是中医饮食文化的基础。中医饮食文化来源于民间，千百年来，世代炎黄子孙因诸多医者对饮食文化的不断丰富而受益，中华民族得以健康生存和繁衍，广为流传的"冬吃萝卜夏吃姜，不用医生开药方""冬鲫夏鲤，秋鲈霜蟹"等民间谚语充分展现了人们遵循"不时不食"，顺应季节变化进行食养的智慧。

中医文化的发展脉络概括起来可谓源于远古，形成于商周，发展于秦汉，兴盛于唐宋，成熟于元明清。上古时期，古人逐渐分清了食物与药物的区别，但当时食品和药品并没有明确界限，因此便有了"药食同源"的说法。迄至唐代，随着社会生产力的发展，在政治、经济、文化、外交等方面均达到了巅峰成就，人们对饮食的要求已有很大变化，中医食疗学独立发展的大环境已经具备。宋朝时，《圣济总录》中记载285个食疗保健方，尤为突出的是在药膳种类和制作方法上有所创新，兼备饼、羹、粥、面、酒、汁、饮、煎等烹制方法的记载，至此，中医食疗学作为一门独立发展的学科已具雏形。明朝时，张景岳本人创制的"天麻鱼头""人参生脉鸡汤""附片羊肉汤""归芪鸡汤"等均是著名的食疗方，时至今日仍在广泛应用。到了清朝，成熟的药膳方大量出现，"药食同源"理论已经成熟。近现代以来，随着西方先进科学的引入，大量著作融入了现代医学和营养学理念，进一步拓展了"药食同源"理论深度。中华人民共和国成立后，党中央高度重视中医药传承创新发展，在国家与各省市均有不同层次的中医药专科学校，其中不少院校还开设了中医药膳课程。

在经济飞速发展的今天，人们更加注重养生保健，食疗便发挥了举足轻重的作用。笔者在多年临床实践中总结了诸多中医食疗经验，认为食疗虽然具有滋补身体、预防疾病等重要作用，但理应遵循"药食同源"理论。首先，要辨证施"膳"，食疗作为中医治疗的一部分，同样应遵循"辨证施治"的原则。根据患者年龄、性别、体质、既往和刻下疾病等实际情况，因人制宜地制定食疗方案。其次，笔者认为食疗的关键在于"饮食有节"，注重"简、少、俭、谨、忌"，饮食品种宜恰当合理，以"五谷为养，五果为助，五畜为益，五菜为充，气味和而服之，以补精益气"为核心理念，保持良好的饮食卫生习惯，坚持做到先饥而食、食不过饱、未饱先止、先渴而饮、饮不过多、慎戒夜饮，且过多偏食、杂食亦不相宜。再者，食疗要考虑对于兼见疾病的影响，例如海带含有丰富的不饱和脂肪酸，能够有效预防心脑血管疾病，但对患有单纯性甲状腺肿、甲状腺功能亢进等疾病的患者就不宜食用。

对于一些常见病证，笔者也有一些具体的指导意见和经验药膳，现举几例：

一、胃热火郁证

【芦根竹叶饮】

主要材料：鲜芦根30g、淡竹叶5g、荸荠6个。

制作方法：将鲜芦根、淡竹叶洗净，荸荠去皮洗净，一起打碎入锅，加清水煮约20min。

用法用量：代茶饮，每周3~4次。

二、痰湿内盛证

【赤小豆薏苡仁粥】

主要材料：赤小豆15g、薏苡仁20g、橘皮5g、粳米50g。

制作方法：将赤小豆、薏苡仁洗净后浸泡2h，橘皮稍加浸泡，再与粳米一起入锅，加入适量清水，大火滚沸后，改为中小火再煮约30min即可。

用法用量：可代替部分主食食用，每周2~3次。

三、气郁血瘀证

【百合佛手粥】

主要材料：佛手干10g、百合干10g、大枣2枚、粳米50g。

制作方法：佛手洗净后切成片放入锅中，加入适量清水，大火煮开10min，去渣取汁，再放入粳米、大枣、百合干，加入适量清水，大火煮开5min，转中小火煮30min，熬煮成粥食用。

用法用量：可代替部分主食食用，每周2~3次。

四、脾虚不运证

【山药莲子饼】

主要材料：鲜山药50g、莲子20g、枸杞子粉5g、面粉50g。

制作方法：山药洗净削皮，莲子去莲芯留莲肉稍浸泡，再和山药一起放入锅中，蒸20min，晾凉后加入面粉和枸杞子粉，倒入适量牛奶、鸡蛋、酵母，搅拌成糊状揉成面团，擀成约5mm厚的面片，盖保鲜膜发酵30min至原来的两倍厚，放入电饼铛，烙饼模式烙熟。

用法用量：可代替部分主食食用，每周2~3次。

五、脾肾阳虚证

【益智核桃猪肚汤】

主要材料：益智仁10g、核桃仁50g、生姜10g、猪肚100g。

制作方法：猪肚清洗干净后焯水切块备用，核桃仁去核对半分开，益智仁稍加清洗，将所有食材和猪肚一起放入锅内，大火煮沸后改为中小火再煮40min，调味即可食用。

用法用量：佐餐食用，每周2~3次。

【茯苓眉豆煲扇骨】

主要材料：茯苓20g、眉豆30g、猪扇骨100g、生姜3片。

制作方法：先将茯苓、眉豆洗净浸泡，猪扇骨敲裂去血水，一起放进瓦煲内，加入适量清水，大火煲沸后改为中小火煲约40min，调味即可食用。

用法用量：佐餐食用，每周2~3次。

主要功效：健脾安神，利水渗湿。适用于脾胃虚弱、身体困重或肢体轻度水肿者。

【山楂竹菊饮】

主要材料：山楂3g、淡竹叶3g、菊花5g。

制作方法：将山楂、淡竹叶和菊花放入壶中，加开水冲泡。

用法用量：代茶饮，每周2~3次。

主要功效：清热消积，疏肝明目。适用于目赤肿胀、口舌生疮、肉食积滞者。

【三仁馒头】

主要材料：核桃仁10g、甜杏仁10g、桃仁3g、面粉50g。

制作方法：将核桃仁、甜杏仁、桃仁提前洗净晾干，研磨后过筛成粉，所有食材混合均匀，揉成光滑的面团。将面团按压成长方形，擀成厚薄均匀面片，自一端卷起，切成长约5cm的面团，发酵至1.5~2倍大。水烧开后上锅蒸15min，关火后焖2min开盖即可出锅。

用法用量：可代替部分主食食用，每周2~3次。

主要功效：止咳平喘，润肠通便，活血化瘀。适用于大便干结、咳嗽喘息、气血不畅者。

【西瓜皮荷叶滚丝瓜】

主要材料：西瓜皮100g、干荷叶10g、丝瓜150g。

制作方法：先将西瓜皮、丝瓜（刮皮）洗净切块，荷叶洗净后稍浸泡，然后将西瓜皮、荷叶放入瓦煲内，加入适量清水，大火煮沸后，改用中小火煲20min，再放入丝瓜，稍滚片刻，调味即可食用。

用法用量：佐餐食用，每周1~2次。

主要功效：清热利湿，利尿消肿。适用于中心型肥胖、水肿、大便不畅者。

【薏苡仁茯苓鲫鱼汤】

主要材料：薏苡仁20g、茯苓20g、橘皮3g、鲫鱼1条、生姜数片。

制作方法：将冬瓜连皮洗净后切成块状，薏苡仁、茯苓洗净后稍浸泡，鲫鱼去内脏和鳞片后用清水洗净，然后放几块姜片入鱼肚，用少量油略煎至两面鱼身金黄色，将全部材料放入汤煲内加水，大火煲沸后改中小火煲30min，调味即可食用。

用法用量：佐餐食用，每周1~2次。

主要功效：健脾祛湿，理气化痰。适用于脾虚湿盛所致水肿、腹胀者。

第二节　酒文化

我国是酒的故乡，是世界上酿酒最早的国家之一，在古代文献中，很早便有关于饮酒的记载，酒文化与中国传统医学更是有着长远而密切的联系。

酒有多种，然其功效大都为"通血脉，温肠胃，御风寒"。酒性温，味辛而苦甘，温能祛寒，辛能发散，所以酒能疏通经脉、行气和血、蠲痹散结、温阳祛寒，又因酒多为谷物酿造，味甘能补，故还可补益肠胃。古代医家之所以喜好用酒，是取其善行药势而达于脏腑、四肢百骸之性。《汉书·食货志》云："酒，百药之长。"对于这句话，一方面可以理解为在众多药物中，酒是效果最好的，另一方面是说酒可以提高其他药物的疗效。酒的发散之性可以帮助药力外达于表，使理气活血药物的作用得到更好发挥，也能使滋补药物补而不滞。例如，在面对寒性腹痛、妇女经期及产褥期病症时，使用酒类药物有助于促进血液循环、增强体内阳气。其次，酒有助于药物有效成分的析出，中药的多种成分都能够溶解于酒精之中，许多中药的有效成分都可借助于酒的这一特性提取出来。后汉张仲景在《伤寒杂病论》里记载用酒的方剂有很多，如《伤寒论·辨太阳病脉证并治》篇记载："伤寒脉结代，心动悸，炙甘草汤主之。"炙甘草汤方就是用清酒和水同煎的，清酒即米酒之陈香者，取酒以宣通百脉、流通气血，使经络畅利并引诸药更好地发挥作用，气血和、经隧通，则阴阳得平，脉复而心悸自安。多年来，笔者在临证时，对用炙甘草汤加酒煎与不加酒煎，曾多次做了比较，其疗效确有差异。

另有，笔者有一老年患者，就诊时突发胸闷心痛，短气不得卧，头部大汗淋漓，手足发冷。按其脉象沉紧，舌苔白腻，随即便问患者平素会饮酒否？患者回答"会"。随即处方以瓜蒌15g、薤白30g、法半夏10g、附片10g、干姜10g、白酒200g嘱其家属加水适量速煎予服，并嘱咐学生：此即《金匮要略》所载之胸痹心痛证，方用瓜蒌薤白半夏汤加味，其中白酒为必用之药，因酒性大热，能通血脉，并助药力，血脉通畅，通则不痛矣。3d后，其家属又邀复诊，代述患者服药后心痛渐止，夜已能安，病情大解。总体说，酒和方剂在中医药理论和实践中均有独特作用，且在某些情况下需要相互配合使用，以实现最佳临床疗效。笔者在多年的临床中也创制过许多泡酒方，举例如下：

一、祛风湿泡酒方

药物组成：金钱白花蛇1条、木瓜20g、羌活25g、独活25g、千年健40g、秦艽28g、川牛膝45g、威灵仙25g、枸杞子40g。

适用范围：祛风通络，活血止痛，用于慢性风湿筋骨疼痛者。

应用方法：50%vol白酒3kg浸泡1个月后饮用，可依个人口味加适量冰糖，每日1~2次口服，每次100mL。

二、补肾壮阳泡酒方

药物组成：肉苁蓉30g、巴戟天30g、牛膝15g、天麻10g、三七10g、海马15g、枸杞子20g、山茱萸15g。

适用范围：补肾壮阳，强腰健膝。用于男子腰膝酸软乏力、阳痿，亦可用于女子性欲淡漠、低血压、腰酸无力者。

应用方法：50%vol白酒3kg浸泡1个月后饮用，每日1~2次口服，每次100mL。

三、滋阴补肾泡酒方

药物组成：当归60g、龙眼120g、枸杞子240g、黑大豆240g、炒白术30g、黄精30g。

适用范围：滋阴补肾，益气养血。用于年老体虚、久病正衰、面色萎黄、失眠多梦、毛发枯槁等。

应用方法：先将黑大豆炒（或焙）干后捣成末，与其他各药一同装纱布袋内，扎口，投入内有5kg白酒的酒坛中，加盖密封，浸泡30天。每日2次，每次15~20mL。

四、活血化瘀泡酒方

药物组成：三七85g、当归25g、续断33g、苏木28g、川芎30g、红花18g、延胡索35g、香附15g、冰糖70g。

适用范围：活血化瘀，理气止痛。用于跌打损伤旧患，肌肉筋骨疼痛者。

应用方法：于50%vol米酒1kg中浸泡1个月，每次服10~15mL。亦可外搽患处。

五、人参益气泡酒方

药物组成：人参以及老姜各80g、蜂蜜100g、龙眼60g、当归30g。

适用范围：益气和血。用于经期少、体质虚弱、手脚冰凉的妇女。

应用方法：人参和姜片浸入酒中，加入蜂蜜，21d后取酒饮，每次适量。

以上药酒方，妇女妊娠期、哺乳期及儿童不宜饮用，肝病、消化性溃疡、高血压、冠心病、中风、心功能不全、皮肤病患者及酒精过敏者应在医生的指导下根据个人体质服用。

第三节　茶文化

中医药文化和茶文化都受到中国哲学中"天人合一""道法自然"等观念的影响，两种文化有很多相通之处。天人合一观，是中医整体观的基础，也是中医文化的理论背景。中医十分重视自然环境与人体的密切联系，强调因时、因地、因人制宜。中国茶文化的本质意趣在于人与自然的和谐相处，茶文化的养生保健、养性涤心和中医药有着异曲同工之妙，经过岁月的沉淀，形成了有中国特色的茶道养生方法。茶可以健体养生，中国素有"神农尝百草，一日遇七十二毒，得荼（茶）而解之"的美丽传说。现代科技发现茶叶中含有多种益生元素，如茶多酚、维生素、氨基酸、微量元素等，茶的保健养生功效得到越来越多的科学证据支持。

中医学中，许多中药被用作制茶原材料，例如沉香、茉莉、菊花等。许多中药配方中也加入了茶叶，比如《本草纲目》中提到的荔枝肉，就是将新茶掺杂到剥离好的荔枝肉中加工而成的。而代茶饮作为一种中草药茶，利用中药对药物的性质和食用规定进行选配，对于不同的体质和病症可以选用不同的茶叶和草药进行搭配，达到平衡阴阳、增强体质的功效。笔者在临床中，本着因人制宜、因时制宜的原则，应用诸多代茶饮，取得良好疗效，以下略举几例：

一、养肝茶（适于春季）

药物组成：黄精5g、枸杞子5g、山茱萸5g、冰糖10g。

功效用途：补肝养血。用于防治眩晕耳鸣、目视不清、两胁胀痛，特别适用于长期加班熬夜的人员。

应用方法：500mL水煮开15~20min后，代茶饮。

二、养心茶（适于夏季）

药物组成：党参5g（太子参5g）、麦冬3g、五味子1g、冰糖10g。

功效用途：益气养心。用于防治心烦失眠、肠燥便秘等心失所养症状。

应用方法：500mL水煮开15~20min后，代茶饮。

三、消暑茶（适于长夏）

药物组成：香薷3g、荷叶5g、白扁豆花3g、冰糖10g。

功效用途：化湿消暑。用于防治夏季胃脘满闷、腹痛吐泻等症状。

应用方法：500mL水煮开10~15min后，代茶饮。

四、润肺茶（适于秋季）

药物组成：百合5g、麦冬3g、白梨50g、冰糖10g。

功效用途：滋阴润肺。用于咽干口燥、干咳少痰甚至心烦气躁、胸闷等症状。

应用方法：500mL水煮开15~20min后，代茶饮。

五、益肾茶（适于冬季）

药物组成：熟地黄5g、枸杞子5g、益智仁3g、冰糖10g。

功效用途：益肾固精。用于腰膝酸软、心烦失眠等下焦肾元不足所致的症状。

应用方法：500mL水煮开15~20min后，代茶饮。

第四节　中医的导引功法

导引功法和中医在理论和实践上有着千丝万缕的联系。导引功法作为一种传统的气功练习方法，旨在通过调整呼吸、意念、动作等，促进人体能量的流通和平衡，达到调节身心、防治疾病的目的，其与中医的针灸、推拿等外治手法有高度相通之处。如五禽戏、八段锦是传统的保健运动，有助于调节人体气机和血液循环，笔者也常将其应用在中医临床辅助治疗之中。

在中医治疗中，五禽戏有诸多功效。比如，对于一些患者由于神经内分泌系统失调引起的相关疾病，在给予药物治疗的同时，笔者会让患者练习五禽戏中的"鹿戏"，主要通过蹲跳等方式锻炼下肢，增强心肺功能。有研究表明，此功法可增加肾上腺素分泌，促进新陈代谢，增强机体免疫力。再如患哮喘、肺炎的患者，可以应用五禽戏中的"猿戏"以辅助治疗，主要通过手势和呼吸配合，锻炼上肢肌肉的力量和柔韧性，且开合肺气，改善肺功能，有效预防和缓解呼吸系统疾病。

八段锦亦是集医疗和养生于一体的健身运动方式。比如，八段锦里的第三式"调理脾胃须单举"可运化血液促吸收。笔者看来，脾胃乃是人体的后天之本，气血生化的源泉。脾主升发清气，胃主消降浊气。练习此式，通过上肢的一松一紧、一上一下的对拉，能够很好地刺激腹部、胸部的相关经络穴位，达到调理脾胃、疏肝理气的效果。同时，还能够有效锻炼脊柱内各椎骨间小关节、小肌肉，增强脊柱的稳定性和灵活性，对于防治肩颈疾病有很好的效果。

目前，人们生活节奏快、工作压力大，亚健康已然成为大众身体健康的头号公敌，身体疲劳是亚健康状态的明显表现。五劳七伤，长期劳顿，没有及时休养生息，最终造成损伤累积。

笔者认为，练习八段锦中的第四式"五劳七伤往后瞧"，可防治劳损祛病痛，能明显改善亚健康状态。练习此式，通过上肢伸直、外旋、扭转的运动，扩张牵拉四肢和胸腹壁肌肉，同时"瞧"的转头动作还能够较强地刺激颈部大椎穴，增加颈部与肩关节的运动幅度，达到防治肩、颈、背部疾病的目的，有效缓解神经疲劳。

以上导引功法和中医理论实践有很多相似之处，均注重平衡阴阳、调节气血，具有很好的互补性和实用价值，值得临床辅助治疗时应用推广。

参考文献

［1］徐福松.徐福松男科临证实践录［M］.北京：人民卫生出版社，2014.

［2］王琦.王琦医书十八中-王琦男科［M］.北京：中国中医药出版社，2012.

［3］王彬，韩亮，李曰庆，等.李曰庆临床学术经验集［M］.北京：中国医药科技出版社，2020.

［4］米华，陈凯，莫曾南.中国慢性前列腺炎的流行病学特征［J］.中华男科学杂志，2012，18（7）：579-582.

［5］李晨曦，李庆睿，王明凯，等.基于扶正托毒理论探讨秦氏四妙散治疗慢性前列腺炎［J］.中华中医药杂志，2020，35（05）：2244-2247.

［6］秦国政，张富刚，董保福.从疮疡论治慢性前列腺炎简论［J］.中华中医药杂志，2009，24（12）：1597-1601.

［7］秦国政，张春和，李焱风，等.基于疮疡理论论治慢性前列腺炎专家共识［J］.中医杂志，2017，58（05）：447-450.

［8］陈骁.逍遥散合少腹逐瘀汤治疗慢性附睾炎（气滞血瘀型）的临床疗效观察［D］.哈尔滨：黑龙江中医药大学，2022.

［9］刘擎，崔云，陶方泽，等.中医药治疗慢性附睾炎临床研究进展［J］.新中医，2018，50（05）：204-208.

［10］张庆江，朱积川，许清泉.三城市2226例男性勃起功能流行病学调查［J］.中国男科学杂志，2003，17（3）：191-193.

［11］东汉·班固.汉书·艺文志.卷30.缩印本［M］.北京：中华书局，1997.

［12］朱建平."中医"名实源流考略［J］.中华中医药杂志，2017，32（7）：3043-3047.

［13］王文奎，王峰，王岭.中医的渊源和对中医学发展的思考［J］.中国工程科学杂志，2006，8（4）：1-11.

［14］范筱睿，张学伟，高杨帆.2022年湖北省科学技术史学会年会论文集.

［15］周郁鸿.中医药治疗慢性再生障碍性贫血研究述评［J］.北京中医药大学学报，2023，46（10）：1461-1466.

［16］刘明珠，宋卫国，卢斌，等.从风论治慢性肾脏病的研究进展［J］.中国民族民间医药，

2023，32（15）：73-75+88.

［17］白英哲，王烨燃，黄璐琦.中医疾病名称的特征、存在问题与研究思路［J］.中医杂志，
2024，65（07）：661-668.

［18］张宇鹏，尹玉芳.中医"辨证"概念诠释［J］.中国中医基础医学杂志，2018，24（10）：
1352-1353+1362.

［19］梁茂新，李国信，范颖，等.中医学的理性选择［M］.北京：人民卫生出版社，2017：53.

［20］梁茂新，李国信，范颖，等.中医学的理性选择［M］.北京：人民卫生出版社，2017：35.

［21］于芳.四妙勇安汤对乳大鼠心肌成纤维细胞JNK信号转导通路的影响［D］.张家口：河北北方
学院，2018.

［22］林培政，杨开清.动脉粥样硬化性疾病与中医湿热证的关系［J］.中药新药与临床药理，2006
（02）：147-149.

［23］张哲，杨关林，张会永，等.以外科瘤痈论治动脉粥样硬化斑块设想探要［J］.辽宁中医杂
志，2008（02）：201-202.

［24］徐福松.徐福松男科临证实践录［M］.北京：人民卫生出版社，2014：3-4.

［25］王琦.王琦医书十八中-王琦男科［M］.北京：中国中医药出版社，2012：50-52.

［26］王彬，韩亮，李曰庆，等.李曰庆临床学术经验集［M］.北京：中国医药科技出版社，
2020：7-9.

［27］米华，陈凯，莫曾南.中国慢性前列腺炎的流行病学特征［J］.中华男科学杂志，2012，18
（7）：579-582.

［28］李晨曦，李庆睿，王明凯，等.基于扶正托毒理论探讨秦氏四妙散治疗慢性前列腺炎［J］.中
华中医药杂志，2020，35（05）：2244-2247.

［29］秦国政，张富刚，董保福.从疮疡论治慢性前列腺炎简论［J］.中华中医药杂志，2009，24
（12）：1597-1601.

［30］秦国政，张春和，李焱风，等.基于疮疡理论论治慢性前列腺炎专家共识［J］.中医杂志，
2017，58（05）：447-450.

［31］陈骁.逍遥散合少腹逐瘀汤治疗慢性附睾炎（气滞血瘀型）的临床疗效观察［D］.哈尔滨：
黑龙江中医药大学，2022.

［32］刘擎，崔云，陶方泽，等.中医药治疗慢性附睾炎临床研究进展［J］.新中医，2018，50
（05）：204-208.

［33］赖仁奎，盛小刚.冠心病热毒病机与炎症因子相关性探讨［J］.中西医结合心脑血管病杂志，
2009，7（9）：1100-1101.

［34］刘刃.冠心病痰瘀证辨证策略研究［D］.南京：南京中医药大学，2023.

［35］（清）喻昌.医门法律［M］.北京：中医古籍出版社，2002.

［36］吴江.神经病学［M］.北京：人民卫生出版社，2010.

［37］DIXON M F, GENTA R M, YARDLEY J H. ET AL. CLASSIFICA– TION AND GRADING OF GASTRITIS. THE UPDATED SYDNEY SYS– TEM. INTERNATIONAL WORKSHOP ON THE HISTOPATHOLOGY OF GASTRITIS, HOUSTON 1994［J］. AM J SURG PATHOL, 1996, 20（10）：1161–1181.

［38］王亚杰，国嵩，杨洋，等.慢性萎缩性胃炎的流行病学及其危险因素分析［J］.中国中西医结合消化杂志，2019，27（11）：874–878.

［39］李军祥，陈誩，吕宾，等.慢性萎缩性胃炎中西医结合诊疗共识意见（2017年）［J］.中国中西医结合消化杂志，2018，26（02）：121–131.

［40］唐旭东，王萍，李振华.慢性萎缩性胃炎中医诊疗共识意见［C］.中华中医药学会脾胃病分会.中华中医药学会脾胃病分会第二十三次全国脾胃病学术交流会论文编，2011：26–32.

［41］夏明明.慢性萎缩性胃炎合并 HP 感染患者血清 SIL–2R、COX–2 表达水平及胃镜下病理表现［J］.医学理论与实践，2022，35（11）：1928–1930.

［42］贾利航，穆柏屹.慢性萎缩性胃炎胃镜下不同病理改变与 HP 感染的关系分析［J］.中国医疗器械信息，2022，28（6）：46–48.

［43］杜德元.中医论治肿瘤的研究进展［J］.辽宁中医杂志，2006（12）：1655–1656.

［44］于中阳，戚瑜瑕，高磊，等.中医肿瘤疮疡理论的现代化浅析［J］.中华中医药杂志，2022，37（04）：1963–1966.

［45］OCONNOR H, MACSHARRY J, BUESO Y F, ET AL. RESIDENT BACTERIA IN BREAST CANCER TISSUE：PATHOGENIC AGENTS OR HARMLESS COMMENSALS?［J］. DISCOVERY MEDICINE, 2018, 26（142）：93.

［46］GELLER L T, BARZILYROKNI M, DANINO T, ET AL. POTENTIAL ROLE OF INTRATUMOR BACTERIA IN MEDIATING TUMOR RESISTANCE TO THE CHEMOTHERAPEUTIC DRUG GEMCITABINE［J］. SCIENCE, 2017, 357（6356）：1156–1160.

［47］ORTIZ BALBUENA J, GARCÍA MADERO R, SEGOVIA GÓMEZ T, ET AL. MICROBIOLOGY OF PRESSURE AND VASCULAR ULCER INFECTIONS［J］. REVISTA ESPANOLA DE GERIATRIA Y GERONTOLOGIA, 2015, 50（1）：5–8.

［48］吴霜霜，戚益铭，阮善明，等.结直肠癌中医证候及临证用药规律的研究进展［J］.中华中医药学刊，2015，33（8）：1857–1860.

［49］邬晓东，管艳.周岱翰治疗大肠癌的中医临证思路［J］.广州中医药大学学报，2015，32（2）：366–368.

［50］ 葛青云，陈玉根.基于现代文献分析大肠癌中医证型及症状、体征分布规律［J］.吉林中医药，2018，38（6）：625-628.

［51］ 韦堂军，赵智强.周仲瑛运用抗癌解毒法治疗肠癌经验［J］.中医杂志，2015，56（2）：99-101.

［52］ 王迪，辛旭阳，尤献民，等.射干效用演变探析［J］.辽宁中医药大学学报，2015，17（9）：67-69.

［53］ 李锁，辛旭阳，尤献民，等.射干本草考证［J］.辽宁中医药大学学报，2015，17（9）：77-79.

［54］ 李欣妍，尤献民，邹桂欣，等.射干古今名称及含义考证［J］.辽宁中医药大学学报，2016，18（9）：93-95.

［55］ 温雯，马跃海，朱竟赫，等.射干传统功效考证及其实验药理学验证［J］.世界科学技术-中医药现代化，2017，19（5）：846-850.

［56］ 温雯，尤献民，张颖，等.射干传统和潜在功用考察分析［J］.辽宁中医药大学学报，2018，20（5）：168-171.

［57］ 汪天青，张颖，尤献民，等.射干古今方药历史应用考证［J］.中华中医药学刊，2016，34（11）：2728-2731.

［58］ 甘雨，乔敏，张宏，等.射干提取物含药血清对豚鼠离体气管平滑肌收缩功能的影响［J］.中国实验方剂学杂志，2012，18（7）：164-166.

［59］ 张宏，甘雨，乔敏，等.射干提取物抑菌实验研究［J］.实验动物科学，2012，29（2）：5-7.

［60］ 秦文艳，赵金明，齐越，等.射干提取物体内体外抑菌作用的研究［J］.中国实验方剂学杂志，2011，17（4）：147-150.

［61］ 赵金明，秦文艳，齐越，等.射干提取物对小鼠免疫功能的影响［J］.实验动物科学，2011，28（3）：11-13.

［62］ 赵金明，孟莉，陈贺，等.射干有效成分抗病毒主要药效学实验研究［J］.实验动物科学，2010，27（6）：9-12.

［63］ 李国信，齐越，秦文艳，等.射干提取物止咳祛痰药理实验研究［J］.实用中医内科杂志，2008，22（2）：3-4.

［64］ 李国信，秦文艳，齐越，等.射干提取物抗炎及镇痛药理实验研究［J］.实用中医内科杂志，2008，22（1）：3-4.

［65］ 康愿涛，乔敏，邹桂欣，等.不同鸢尾属植物DPPH·药理活性作用比较［J］.辽宁中医药大学学报，2014，16（8）：85-87.

［66］ 乔敏，甘雨，张宏，等.射干抗病毒片免疫作用实验研究［J］.辽宁中医杂志，2012，39（3）：558-559.

［67］ 管仲莹，李国信，孟莉，等.射干有效成分体外抗病毒实验研究［J］.中华中医药学刊，2015，33（8）：1814-1816.

［68］ 张晓瑞，尤献民，邹桂欣，等.射干抗炎止咳有效成分的分离及抗氧化活性研究［J］.辽宁中医杂志，2014，41（8）：1712-1714.

［69］ 甘雨，乔敏，张宏，等.射干抗病毒片与其含药血清对豚鼠离体气管平滑肌作用的比较研究［J］.辽宁中医杂志，2012，39（6）：1170-1172.

［70］ 李国信，姜鸿，邸子真.射干抗炎药效物质基础研究［J］.药物评价研究，2010，33（5）：384-387.

［71］ 邹桂欣，尤献民，李国信，等.射干中药效物质成分提取工艺研究［J］.辽宁中医药大学学报，2013，15（12）：25-26.

［72］ 张晓瑞，邹桂欣，李国信，等.基于射干药效物质基础的聚类分析［J］.海峡药学，2014，26（10）：64-66.

［73］ 邸子真，张颖，王光函，等.基于射干药效物质基础成分的鸢尾属植物质量控制研究［J］.辽宁中医杂志，2017，44（2）：351-354.

［74］ 王迪，辛旭阳，尤献民，等.射干软化与切制工艺优选［J］.辽宁中医杂志，2015，42（9）：1736-1738.

［75］ 尤献民，邹桂欣，姜鸿，等.射干有效组分大孔吸附树脂分离特性的研究［J］.辽宁中医杂志，2013，40（11）：158-160.

［76］ 李欣妍，尤献民，邹桂欣，等.射干止咳有效成分白射干素提取优化［J］.辽宁中医杂志，2016，43（8）：1699-1701.

［77］ 张婧涵，张晓瑞，姜鸿，等.射干清咳片6种活性成分溶出度比较［J］.辽宁中医药大学学报，2013，15（10）：37-39.

［78］ 刘晶，邹桂欣，尤献民，等.气相色谱法测定射干提取物中大孔吸附树脂残留［J］.辽宁中医杂志，2015，42（6）：1301-1303.

［79］ 尤献民，邹桂欣，邸子真，等.RP-HPLC同时测定射干9种活性成分含量［J］.中国中医药信息杂志，2017，24（1）：82-86.

［80］ 吴怡，李国信，尤献民，等.射干及鸢尾属植物鲜品、干品的异黄酮成分变化及含量比较［J］.辽宁中医杂志，2013，40（2）：317-318.

［81］ 赵玥，李国信.HPLC法测定不同采收期鸢尾科3种植物中有效活性成分含量［J］.辽宁中医药大学学报，2012，14（11）：39-41.

［82］邹桂欣，尤献民，李国信.HPLC测定射干不同部位中的4种药用成分［J］.华西药学杂志，2011，26（2）：170-171.

［83］姜鸿，齐越，邹桂欣，等.甲基-B-环糊精手性流动相添加剂法拆分射干中异构体和结构相近化合物［J］.中国现代应用药学，2017，34（1）：1-3.

［84］李国信，杨明，康廷国，等.紫外分光光度法测定射干中总异黄酮的含量［J］.辽宁中医杂志，2008，35（3）：428-429.

［85］邹桂欣，尤献民，李国信.射干中芒果苷反相高效液相色谱测定［J］.辽宁中医杂志，2010，37（10）：2002-2003.

［86］张晓瑞，张婧涵，李国信，等.主成分分析法用于射干药材评价研究［J］.中国药业，2014，23（14）：37-38.

［87］张晓瑞，张婧涵，李国信，等.HPLC法同时测定射干提取物多组分含量［J］.辽宁中医药大学学报，2013，15（10）：42-44.

［88］张婧涵，张晓瑞，李国信，等.射干主根与须根中6种异黄酮类成分的含量比较［J］.海峡药学，2014，26（10）：44-46.

［89］张婧涵，张晓瑞，李国信，等.线性回归色谱峰定位法在射干药材多组分同时测定中的应用［J］.药物分析杂志，2014，34（7）：1149-1155.

［90］杨明，庞贺，李国信，等.HPLC法测定射干中射干苷的含量［J］.中华中医药学刊，2008，26（4）：782-783.

［91］邸子真，张颖，姜鸿，等.不同种源射干遗传多样性与质量分析［J］.中国实验方剂学杂志，2017，23（5）：37-41.

［92］邸子真，王冰，张颖，等.基于黄酮类成分对射干指纹图谱研究［J］.辽宁中医药大学学报，2016，18（5）：69-71.

［93］邸子真，杨瑞，吴怡，等.浊点萃取结合LC-MS/MS法测定野鸢尾黄素对气道炎症模型豚鼠体内花生四烯酸的影响［J］.辽宁中医杂志，2017，44（9）：1932-1935.

［94］姜鸿，张婧涵，邹桂欣，等.基于HPLC法同时测定3个苷元含量的射干药材质量评价研究［J］.亚太传统医药，2015，11（9）：21-23.

［95］赵金明，齐越，秦文艳，等.射干提取物止咳药效动力学研究［J］.中药药理与临床，2011，27（4）：46-50.

［96］王光函，姜鸿，孟莉，等.射干提取物大鼠在体胃肠吸收动力学研究［J］.辽宁中医杂志，2013，40（5）：1023-1025.

［97］康愿涛，乔敏，王光函，等.射干提取物在大鼠体内分布研究［J］.今日药学，2014，24（9）：641-643.

［98］李国信，王光函，姜鸿，等.射干提取物在大鼠体内的药动学研究［J］.中草药，2010，41（12）：2052-2053.

［99］李锁，王光函，单国顺，等.米泔水炮制后射干药材中6种异黄酮类含量的变化［J］.中国药业，2015，24（21）：10-13.

［100］张晓瑞，邹桂欣，李国信，等.射干药材固体发酵前后6种异黄酮成分含量变化［J］.中国现代中药，2014，16（10）：793-795.

［101］李锁，邹桂欣，尤献民，等.基于组分变化的射干减毒增效作用研究［J］.辽宁中医杂志，2016，43（8）：1701-1703.

［102］邹桂欣，孙小玲，尤献民，等.射干及炮制品对大鼠血清生化指标影响［J］.辽宁中医药大学学报，2018，20（5）：8-10.

［103］康愿涛，邹桂欣，尤献民，等.射干异黄酮成分对5-脂氧合酶的作用研究［J］.中药与临床，2015，6（1）：43-44.

［104］邹桂欣，尤献民，赵金明，等.白射干素对感染后咳嗽豚鼠细胞因子的影响［J］.中国现代医学杂志，2016，26（23）：6-9.

［105］张颖，汪天青，邸子真，等.射干中异黄酮成分拟雌激素效应机制的分子模拟研究［J］.辽宁中医杂志，2016，43（9）：1944-1946.

［106］尤献民，邹桂欣，王光函，等.均匀设计法研究射干中异黄酮成分联用抗炎效果［J］.辽宁中医杂志，2016，43（10）：2158-2159.

［107］邹桂欣，尤献民，王光函，等.野鸢尾中异黄酮与其抗炎作用的相关性分析［J］.中华中医药学刊，2016，34（10）：2406-2408.

［108］尤献民，邹桂欣，赵金明，等.射干提取物对慢性咽炎家兔血清中白细胞介素-4和免疫球蛋白E表达的影响［J］.中国药业，2016，25（7）：3-4.

［109］汪天青，张颖，王迪，等.射干清咳片对急性支气管炎患者血清TH1/TH2细胞因子的影响［J］.辽宁中医杂志，2016，43（11）：2315-2316.

［110］王光函，孙小玲，邹桂欣，等.基于中医理论及临床验证基础上的射干作用机制研究［J］.世界科学技术-中医药现代化，2018，20（1）：118-122.

［111］张颖，汪天青，王光函，等.射干活性成分对花生四烯酸代谢酶LTA4H的分子模拟研究［J］.海峡药学，2017，29（2）：33-34.

［112］马跃海，张颖，邸子真，等.射干清咳片对感染后咳嗽患者血清TH17细胞亚群影响［J］.辽宁中医药大学学报，2017，19（6）：146-147.

［113］王晓月，温雯，张颖.射干中异黄酮成分对转录因子RORГt的分子对接研究［J］.辽宁中医杂志，2018，45（10）：2149-2151.

[114] 张颖，汪天青，王晓月，等. 网络药理学方法研究射干活性成分治疗感染后咳嗽的作用机制 [J]. 辽宁中医杂志，2018，45（9）：1808-1810.

[115] 邹桂欣，孙小玲，王光函，等. 鸢尾甲黄素A对脂多糖诱导小鼠RAW264. 7细胞分泌炎性因子的调节作用 [J]. 中国药业，2017，26（22）：1-3.

[116] 邹桂欣，尤献民，王光函，等. 大鼠肠道水解酶对射干黄酮苷吸收特征的影响 [J]. 辽宁中医杂志，2016，43（12）：2608-2609.

[117] 朱竟赫，赵金明，秦文艳，等. 白射干素对烟熏及感染后豚鼠止咳作用及血细胞因子的影响 [J]. 中华中医药学刊，2016，34（12）：2902-2904.